中国居民
饮食安全指导

主编　柯　俊

中国医药科技出版社

内容提要

这是一本写给老百姓的家庭安全饮食指导，共分四部分，包括饮食与营养基本知识、饮食可能存在的不安全因素、怎样防范饮食安全风险，以及食品安全法律法规及维权知识。全书以深入浅出的表述、图文并茂的形式，解答了老百姓普遍关心的饮食安全问题，例如，含有食品添加剂的食品一定不安全吗、如何看待转基因食品、如何清洗蔬菜水果能降低农药残留，以及如何选择餐馆和点菜、网购食品怎样保证安全等。全书集科学性、可读性、实用性于一体，既适合普通居民阅读，也可作为食品药品监管部门、医疗机构、健康教育机构的宣传资料。

图书在版编目（CIP）数据

中国居民饮食安全指导 / 柯俊主编 . — 北京：中国医药科技出版社，2017.4
ISBN 978-7-5067-9117-5

Ⅰ . ①中…　Ⅱ . ①柯…　Ⅲ . ①饮食卫生 – 基本知识　Ⅳ . ① R155

中国版本图书馆 CIP 数据核字 (2017) 第 038026 号

中国居民饮食安全指导

美术编辑　陈君杞
版式设计　大隐设计

出版　中国医药科技出版社
地址　北京市海淀区文慧园北路甲 22 号
邮编　100082
电话　发行：010-62227427　邮购：010-62236938
网址　www.cmstp.com
规格　880 × 1230mm $^1/_{32}$
印张　5 $^5/_8$
字数　96 千字
版次　2017 年 4 月第 1 版
印次　2018 年 4 月第4次印刷
印刷　大厂回族自治县彩虹印刷有限公司
经销　全国各地新华书店
书号　ISBN 978-7-5067-9117-5
定价　23.00 元

编委会

序

　　"民以食为天，食以安为先"。

　　食品药品安全事关人民群众身体健康和生命安全，事关社会和谐稳定和经济健康发展，为广大群众所关注、为各级领导所重视。一直以来，在党中央、全国人民代表大会常务委员会、国务院的高度重视下，我国食品药品安全工作取得了长足进展，有效维护了广大人民群众的饮食用药安全。在充分肯定成绩的同时，我们还应该清醒地看到，当前和今后一个时期，我国食品药品安全仍处于风险高发期和矛盾凸显期，虽然总体趋稳，形势向好，但问题也时有发生。如瘦肉精、儿童注射疫苗、注射用人免疫球蛋白等事件，增加了人民群众对食品药品的不安全感。

　　"民惟邦本，本固邦宁"。食品药品安全既是重大的民生问题，也是重大的政治问题。湖北省委、省政府历来高度重视食品药品安全工作，全省各级食品药品监督管理部门忠于职守，克难攻坚，取得了显著成效。保障食品药品安全是各级政府的职责所在，是党和人民赋予食品药品监督管理部门的使命与重托，责任重大，不可懈怠。《中华人民共和国食品安全法》《湖北省药品管理条例》等法律法规明确要求建立健全"地方政府负总责、监管部门各负其责、企业是第一责任人"的监管责任体系。各级政府应当加强对食品药品安全监管工作的统一组织和领导，建立健全责任考核评价机制，落实食品药品安全问责制和重大食品药品安全事故一票否决制。各级食品药品监管部门应当牢记重托，切实加强诚信体系建设，建立健全企业诚信档案、诚信评定机制、失信惩戒机制、诚信激励机制，提高企业的法律意识、责任意识、自律意识和自我管理水平，对食品药品的违法违规行为始终保持高压态势，加大现场监督检查力度，加大市场稽查打击力度，加强行政执法与刑事司法相衔接，提高违法违规行为成本；加大宣传力度，着力普及人民群众食品药品安全常识，提高识别真假的能力，防止上当受骗；同时要调动一切积极因素，实行有奖举报，形成各方共同参与食品药品安全监督的良好局面，以此提升全社会对食品药品安全问题的认知水平，共同营造一个政府统一领导、部门积极履责、企业自我约束、行业严格自律、专家科学判断、个人自我保护、公众普遍监督、媒体正确引导的安全饮食用药的社会氛围，努力做到让人民群众花钱消费——买得放心、吃得安心、用得舒心！

湖北省食品药品监督管理局从维护人民群众根本利益出发，为引导人民群众正确看待我国食品药品安全现状，向广大人民群众普及食品药品安全常识和食品药品安全法律法规，使人民群众善于识别真假，提高自我防护的意识和能力，营造人人关注食品药品安全的浓厚氛围，通过组织有关专家、学者就人民群众经常关心的问题，譬如食源性疾病、食品添加剂、农药残留、药品违法广告、不良反应、配伍禁忌等，采用深入浅出的表达、通俗易懂的描述，编辑出版了《中国居民饮食安全指导》和《中国居民用药安全指导》两书。两书图文并茂，有较强的针对性、指导性和可读性，具有一定的现实意义和社会价值。希望这两本书能成为消费者的良师益友，也能架起监管部门与人民群众沟通理解的桥梁。

食品药品安全无小事，食品药品安全大于天。希望人人关心食品药品安全，家家享受健康幸福生活；保障食品药品安全，共建诚信和谐社会；愿美好生活，从安全饮食用药开始……

以上，是为序。

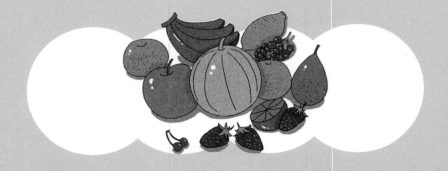

第三章 怎样防范饮食安全风险

第四章　食品安全法律法规及维权知识

第一章

饮食与营养基本知识

1 民以食为天，食以安为先

　　"民以食为天"这句话流传很久、很广，家喻户晓。这句话出自西汉的司马迁所著《史记·郦生陆贾列传》中："王者以民人为天，而民人以食为天。"唐代的司马贞为《史记》做注释时，注明此话最早是管仲说的。管仲曾说："王者以民为天，民以食为天，能知天之天者，斯可矣。"管仲（公元前716~前645年）是春秋战国时代齐国的政治家、思想家。后来，在东汉班固写的《汉书·郦食其传》中，记述了郦食其运用"民以食为天"思想，建议刘邦夺取贮粮非常丰富的敖仓，为统一大业奠定了基础的故事。

　　民以食为天的观念如此源远流长，反映了中国几千年文明史和农业关系至为密切，粮食和吃饭至关重要。国家以人民为根本，人民以食物为头等大事。俗话说：人是铁，饭是钢；手中有粮，心中不慌；兵马未动，粮草先行。我们平时见了面，打招呼往往习惯说："吃饭了吗？"可见民以食为天的观念已深深渗透到我们中国人的生活当中。

　　民以食为天，食以安为先。如果食物不安全，生命的第一需要和需求就没有保障，营养不良、营养过剩等一些慢性非传染性食源性疾病，必将严重威胁人类健康，影响人类的生存质量。食以安为先，从古到今都是每一个人、每一个家庭、每一个民族、每一个国家对健康保障的最基本要求。值得注意的是，当前肥胖症、心脑血管疾病、糖尿病和癌症等慢性非传染性疾病的发病率呈明显上升势头，食物中毒事件时有发生，这些都在一定程度上与不科学的饮食行为、食品卫生不良或存在的食品安全隐患密切相关。民众也都非常关注食品卫生和食品安全问题。为了中华民族的伟大复兴，为了中华民族的健康发展，我们要撑起中华民族科学饮食、食品卫生和食品安全的一片蓝天，带着更加强健的体魄奔向更加美好的未来。

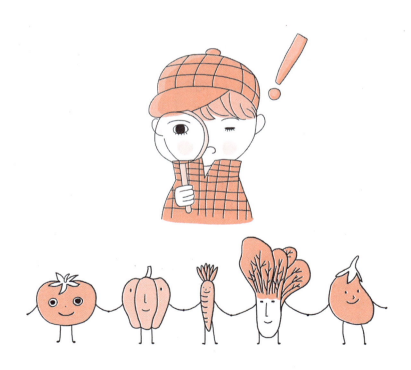

2 食物的营养素和健康有益物质

食物成分非常复杂,除了目前认识的6大类40多种营养素外,还有一些没有被认识以及正在认识的对机体健康有益的物质。

营养素

通过食物获取并能在人体内被利用,具有供给机体能量、构成机体组织及调节机体生理功能的物质称为营养素。有的营养素在体内可以合成,有的在体内不能合成,营养学上称体内不能合成,必须由食物供给的营养素为"必需营养素"。营养素分为6大类:蛋白质、脂肪、碳水化合物、矿物质(包括常量元素和微量元素)、维生素和水。根据需要量或体内含量多少前三者称为宏量营养素,矿物质和维生素称为微量营养素。

如果在膳食中长期缺乏某种必需营养素,不仅可引起相关的营养缺乏病,还会对疾病的发生发展产生较大影响;膳食中如果长期过量摄入某种必需营养素,则可导致肥胖、血脂异常、高血压、糖尿病、癌症等多种慢性非传染性疾病。

健康有益物质

在植物性食物中还存在一些有益健康，但又不符合必需营养素标准的成分，这类具有潜在预防和治疗人与动物慢性疾病发生或发展的非营养性、有生物活性的化合物，泛称植物化学物质。

◎类黄酮，主要存在于水果和蔬菜的外层及整粒的谷类食物中，有代表性的是大豆异黄酮。花青素类，是植物色素的主要成分，如葡萄、草莓中的原花青素。儿茶素类，主要存在于茶叶中，如绿茶中含丰富的儿茶素。有机硫化物，存在于十字花科蔬菜（卷心菜、西兰花等）及葱蒜类蔬菜中。皂苷类化合物，如人参皂苷、大豆皂苷等。萜类化合物，主要在柑橘类水果（特别是果皮精油）、食品调料、香料和一些植物油、黄豆中含量丰富。植物多糖，按其来源分为香菇多糖、银耳多糖、甘薯多糖、枸杞多糖等，在菌藻类中含量较多。

这些物质的主要功能涉及抗癌、抗氧化、免疫调节、抗微生物及降低胆固醇等作用。

3 食品营养素的功能及其合适的摄入量

蛋白质

正常成年人体内蛋白质含量稳定,体内全部蛋白质每天有3%左右进行更新。消耗的部分,必须每天从膳食蛋白质得到补充而保持平衡。蛋白质主要功能包括构成和修复机体组织、调节机体生理功能和提供能量(1克蛋白质在体内约产生4千卡的能量)。

生命的产生、存在和消亡都与蛋白质有关,蛋白质是生命的物质基础,没有蛋白质就没有生命。但长期过量摄入蛋白质,不仅会增加肝脏、肾脏的负担,多余的蛋白质会转化成脂肪储存在体内,导致肥胖,进而成为多种慢性非传染性疾病的诱发因素。

中国居民膳食蛋白质推荐摄入量:一般轻体力活动水平成年男性为65克/天,女性为55克/天。蛋白质提供的能量应占总能量的10%~20%。

脂肪

脂肪是由3分子脂肪酸和1分子甘油组成,化学名为甘油三酯。脂肪酸按其分子结构又分为饱和脂肪酸、单不饱和脂肪酸、多不饱和脂肪酸。

脂肪主要分布在腹腔、皮下和肌肉纤维之间，其主要功能为给机体提供能量（1克脂肪在体内约产生9千卡的能量）和储存能量、机体重要的构成成分、帮助机体更有效地利用糖类和节约蛋白质的作用以及提供必需脂肪酸。

脂肪摄入过多，可导致心血管疾病、高血压和某些癌症发病率的升高；我国成人脂肪摄入量应控制在总能量的20%~30%，饱和脂肪酸、单不饱和脂肪酸、多不饱和脂肪酸的比例以1：1：1为宜。必需脂肪酸缺乏，可引起生长迟缓、生殖障碍、皮肤损伤以及肾脏、肝脏、神经和视觉方面的多种疾病，必需脂肪酸的摄入量应不少于总能量的3%；过多摄入多不饱和脂肪酸也可使体内有害的氧化物、过氧化物等增加，能对机体产生多种慢性危害。

中国居民膳食脂肪推荐摄入量为总能量的20%~30%。

碳水化合物

碳水化合物又称糖类。包括单糖、双糖、寡糖和多糖等四种。单糖有葡萄糖、果糖和半乳糖。双糖有蔗糖、麦芽糖和乳糖。寡糖有水苏糖、棉子糖等。多糖主要有淀粉、纤维素、糖原。

◎碳水化合物的主要生理功能：①储存和提供能量，1克碳水化合物在体内约产生4千卡能量。②机体的构成成分，细胞膜中的糖蛋白、结缔组织的粘蛋白、神经组织以及传递遗传信息的核糖核酸和脱氧核糖核酸中都含有碳水化合物。③节约蛋白质作用，充足的碳水化合物供给时，可避免体内蛋白质过多转变为葡萄糖提供能量。④抗生酮作用，脂肪在体内分解代谢，需要葡萄糖的协同作用，如果膳食中碳水化合物供应不足，体内脂肪代谢可发生障碍，从而产生过多的酮体，酮体不能及时被氧化而在体内蓄积，以致产生酮血症和酮尿症。人体每天至少需50～100克糖类才可防止酮血症的产生。此外，碳水化合物还可改变食物的色、香、味、形，提供膳食纤维。

中国居民膳食碳水化合物推荐摄入量为总能量的50%～65%。

◎膳食纤维：是指存在于植物体中不能被人体消化吸收的多糖，但由于其特有的生理作用，越来越受到人们的关注。膳食纤维的生理作用主要有：①通便防癌，膳食纤维对肠壁有刺激作用，能促进肠蠕动，还具有很强的吸水性以增大粪便体积，因此利于排便。②降低血清胆固醇，膳食纤维可吸附胆酸，减少胆酸的重吸收，从而促进肝内胆固醇代谢转变为胆酸排出。③降低餐后血糖，辅助防治糖尿病。膳食纤维增加食糜的黏度使胃排空速度减慢，并使消化酶与食糜的接触减少，使餐后血糖升高较平稳。④能吸附某些有害物质，如滥用的食品添加剂、农药、洗涤剂等化学物质，对健康有利。

但若长期摄入过多膳食纤维可使得摄入的食物总量不足并导致营养和能量缺乏，另外其吸附作用也会吸附钙、铁等元素并影响吸收。

矿物质

矿物质又称无机盐。除碳、氢、氧、氮 4 种元素主要以有机化合物的形式存在外，其余各种元素统称为无机盐或矿物质，占体重的 2.2%~4.3%。钙、镁、钾、钠、磷、氯、硫等 7 种元素在体内含量较多，称常量元素，也是必需营养素。体内含量低于 0.1 克/千克的称微量元素共 14 种：碘、硒、铜、钼、铬、钴、铁、锌、氟、锰、镍、锡、钒、硅，前 8 种为必需营养素。

> ◎矿物质的主要生理功能：①构成机体组织的重要组分，是细胞内外液的重要成分，酶系统中的催化剂以及辅基、核酸等的组成成分。②调节生理功能，保持机体的酸碱平衡，维持神经肌肉的兴奋性、细胞膜的通透性、细胞和组织正常的生理功能。

机体新陈代谢过程中，随时都有一定量的矿物质从不同途径排出体外，必须通过膳食及时补充。其中钙与铁的缺乏是比较常见的。

钙缺乏主要影响骨骼的发育和结构，表现为婴幼儿的佝偻病和成年人的骨质软化症及老年人的骨质疏松症；而长期过量摄入钙可增加患肾结石和奶碱综合征（典型症状包括高钙血症、碱中毒和肾功能障碍）的危险性。

中国居民膳食钙推荐摄入量成人每天为 800 毫克。

膳食铁的缺乏，可致缺铁性贫血。中国居民膳食铁推荐摄入量：成年男性每天 12 毫克，女性每天 20 毫克。

维生素

维生素是维持机体正常生理功能及细胞内特异代谢反应所必需的一类微量低分子有机化合物，大多数维生素都不能在体内合成，而必须由食物供给。虽然维生素每日的需要量很少，仅以毫克或者微克计，但在调节物质代谢的过程中起着重要的作用。根据维生素溶解性的不同，可分为脂溶性维生素（A、D、E、K）和水溶性维生素（B 族和 C）。

维生素 A

主要缺乏症	夜盲症，晚间视力明显下降；严重时患眼干燥症，主要表现泪腺上皮细胞受损，分泌停止，结膜干燥，角膜可软化穿孔而致失明。
过多症	致畸作用，如孕妇长期超正常剂量服用鱼肝油浓缩制剂，有可能产生畸胎的危险；也可致急性中毒、慢性中毒。

主要 食物来源	各种动物肝脏、奶类、鱼肝油、鱼卵、蛋黄等；植物性食物如菠菜、番茄、豌豆苗、南瓜、空心菜、胡萝卜、红心甜薯、辣椒、马铃薯等；水果中杏、李、葡萄、香蕉、红枣、柿子、芒果等。

中国居民膳食维生素 A 推荐摄入量：成人男性每天 800 微克，女性每天 700 微克。

维生素 D

主要 缺乏症	佝偻病、骨软化症、骨质疏松症等。
过多症	血钙增高，毛发脱落，四肢麻痹，肾功能减退，动脉硬化等。
主要 食物来源	海鱼、鱼肝油、奶油、蛋黄及动物肝脏较丰富。

中国居民膳食维生素 D 推荐摄入量：成人为每天 10 微克，65 岁以上老年人为 15 微克。

维生素 B$_1$

主要缺乏症	脚气病，是长期大量食用精白米和面粉，又缺乏其他杂粮和多种副食品的补充，造成维生素 B$_1$ 不足而引起的一种营养不良性疾病。临床类型——以神经系统症状为主（多发性神经炎），称干性脚气病；以心血管系统症状为主（心衰、肺水肿），称湿性脚气病。
主要食物来源	①主要在谷类（谷胚层）、糙米、麸皮、豆类、酵母、干果和坚果中，食物加工过程中易损失。②动物的心、肝、肾、瘦肉、鸡蛋类含量也很丰富。③绿色蔬菜、水果中有，但不是主要来源。

因与能量代谢有关，所以推荐摄入量按热能消耗来计算，每摄入 1000 千卡热能应供给维生素 B$_1$ 0.5 毫克。成年男女可分别按每天 1.4 毫克和 1.2 毫克摄入。

维生素 B$_2$

主要缺乏症	口腔生殖综合征，即口腔、舌、唇、阴囊等皮肤黏膜部位的炎症、溃疡等；眼部症状有眼睑炎、流泪、怕光、视物模糊；特殊的上皮损害包括脱毛、脂溢性皮炎、轻度弥漫性上皮角化、脂溢性脱发、神经功能紊乱等。
主要食物来源	①奶类、蛋类、各种食用动物内脏。②谷类（谷胚层）、蔬菜（绿叶）、豆类和水果，食物加工过程中易损失。

因与能量代谢有关，所以推荐摄入量按热能消耗来计算，每摄入 1000 千卡热能应供给维生素 B_2 0.5 毫克。成年男女可分别按每天 1.4 毫克和 1.2 毫克摄入。

烟酸

主要缺乏症	癞皮病，其典型症状是皮炎、腹泻及痴呆。癞皮病不仅表明烟酸缺乏，也表现蛋白质的缺乏，因为色氨酸在体内可以转变为烟酸（每 60 毫克生成 1 毫克烟酸）。
主要食物来源	①植物性食物中以烟酸（包括烟酸和烟酰胺）为主，坚果类含量高，酵母、花生、豆类含量丰富，谷类 80%~90% 在种子皮的加工过程中易损失。②动物性食物中以烟酰胺为主，鱼、各种食用动物内脏（肝、肾）及瘦肉中含量丰富。乳、蛋中含量不高，但色氨酸含量较多。

因与能量代谢有关，所以推荐摄入量按热能消耗来计算，每摄入 1000 千卡热能应供给烟酸 5 毫克。成年男女可分别按每天 15 毫克和 12 毫克烟酸当量摄入。

维生素 C

主要缺乏症	坏血病，主要临床表现是毛细血管脆性增强，牙龈肿胀、出血、萎缩，常有鼻出血、月经过多以及便血。还可导致骨钙化不正常及伤口愈合缓慢等。

主要 食物来源	①蔬菜中，如辣椒、茼蒿、苦瓜、白菜、豆角、菠菜、土豆、韭菜中含量丰富。②水果中，如酸枣、红枣、草莓、柑橘、柠檬含量高，野生植物中刺梨、猕猴桃等含量最丰富。

中国居民膳食维生素 C 推荐摄入量：成人每天为 100 毫克，孕妇为 115 毫克，乳母为 150 毫克。

叶酸

主要 缺乏症	①巨幼红细胞贫血。叶酸缺乏时，骨髓中幼红细胞分裂增殖速度减慢，细胞体积增大，红细胞成熟受阻，停留在巨幼红细胞阶段，同时引起血红蛋白合成减少，形成巨幼红细胞贫血。②神经管畸形。叶酸缺乏可使孕妇先兆子痫、胎盘早剥、胎盘发育不良。早期可使胎儿发生神经管畸形，包括脊柱裂、无脑儿等，我国每年约 8 万 ~10 万神经管畸形患儿出生与叶酸的缺乏有一定关系。
主要 食物来源	①动物肝脏、肾脏、鸡蛋等含量丰富。②豆类、酵母、绿叶蔬菜、水果及坚果类等含量丰富。

中国居民膳食叶酸推荐摄入量：成人为 400 微克叶酸当量，孕妇为 600 微克叶酸当量，乳母为 550 微克叶酸当量。

水

水是膳食的重要组成部分，在生命活动中发挥着重要功能。

水能调节体温，充当良好的溶剂、催化剂、营养物质的载体和润滑组织与关节的润滑剂。

健康成人每天摄入水加上体内内生水，与排出的水量维持平衡状态，约为 2500 毫升，推荐每日最少饮水 1500～1700 毫升，高温或强体力劳动，应适当增加。

在一天中任何时刻，要主动喝水，而不要等到口渴时再喝。体内水分达到平衡时，就可以保证进餐时消化液的充足分泌，增进食欲，帮助消化。一次性大量饮水会加重胃肠负担，使胃液稀释，既降低了胃酸的杀菌作用，又会妨碍对食物的消化，所以喝水应该少量多次，每次 200 毫升左右。晚上睡眠时的隐性出汗和尿液分泌会损失水分使血液黏稠，早晨空腹喝一杯水，可降低血液黏度，增加循环血容量。

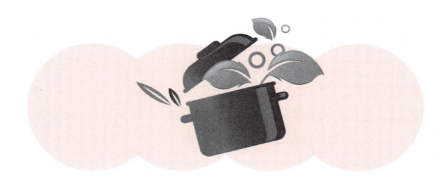

4 日常食物能提供哪些营养物质

日常所吃食物根据其来源分为五大类。

谷类及薯类

谷类包括小麦、稻米、玉米、高粱、小米等，加工与烹调方法对谷类食物中营养素含量影响较大。谷类籽粒结构可分为谷皮（含大量纤维素）、糊粉层、内胚乳（含有大量淀粉、较多的蛋白质、少量脂肪）及谷胚（富含 B 族维生素和维生素 E）四部分，各部分所含营养素的比重不同。粗加工的粮食留下纤维素、半纤维素较多，妨碍消化吸收；碾磨加工过细则连谷胚都去掉，将损失较多营养素。

薯类包括马铃薯、甘薯、木薯等，含有丰富的淀粉、膳食纤维以及多种维生素和矿物质。

谷类及薯类，是人体能量的重要来源，碳水化合物是其最重要的营养成分，也是蛋白质的主要来源之一，但赖氨酸、苯丙氨酸和蛋氨酸含量较低，故营养价值不高；谷类不含维生素 A、维生素 C，但 B 族维生素和维生素 E 含量丰富。含植酸较多，可与铁、钙形成不溶性盐类，影响铁、钙的吸收。

动物类食物

包括肉、禽、鱼、奶、蛋等，主要提供优质蛋白质、脂肪、矿物质、脂溶性维生素（A、D）和 B 族维生素。

豆类

包括大豆、其他干豆类。主要提供蛋白质、脂肪、膳食纤维、矿物质、B 族维生素和维生素 E。

豆类含赖氨酸较多，是谷类食物理想的氨基酸互补食品，也是植物蛋白质中唯一与动物蛋白质一样的优质蛋白质；大豆脂肪中亚油酸含量较高，还具有较强的天然抗氧化能力，是营养价值很高的脂肪；含有较丰富的钙、维生素 B_1、维生素 B_2。

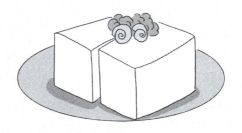

蔬菜、水果和菌藻类

蔬菜按其结构及可食部分不同，分为叶菜类、根茎类、瓜茄类和鲜豆类，其种类不同，所含的营养成分差异较大。绿叶菜中维生素 B$_2$ 与胡萝卜素含量较高；胡萝卜中胡萝卜素含量较高；辣椒中有丰富的胡萝卜素、维生素 C 与烟酸；黄瓜、萝卜、苤蓝及莴苣等维生素 C 含量虽不高，但可生吃，故为维生素 C 的良好来源。新鲜豆荚类蛋白质含量较一般蔬菜多，一般瓜茄类营养素含量低。

水果可分为鲜果、干果、坚果和野果。鲜果种类较多，水分含量充足，是膳食中维生素、矿物质和膳食纤维的重要来源。红黄色水果（如芒果、柑橘、木瓜、山楂、沙棘、杏、刺梨）中胡萝卜素含量较高；枣类、柑橘类（橘、柑、橙、柚）和浆果类（猕猴桃、沙棘、黑加仑、草莓、刺梨）中维生素 C 含量较高；香蕉、黑加仑、枣、红果、龙眼等的钾含量较高；鲜果中还含有其他矿物质，如钙、铁、铜、锰等，但蛋白质的含量较少。

干果是由新鲜水果加工成的果子，如荔枝干、柿饼、杏干等。新鲜水果中蛋白质的含量较少，干果中维生素的含量明显较低，主要是因加工时的损失所致。但是，由于加工时使水分减少，使蛋白质、碳水化合物、脂肪、无机盐相对鲜果较多。干果虽然失去了鲜果时的营养特点，但易于贮存、运输、吃起来也别有风味，具有较高的食用价值。

坚果有核桃、杏仁、松子、花生、榛子、栗子、腰果、葵花子、西瓜子和南瓜子等，是一类营养丰富的食品，除富含蛋白质和脂肪外，还含有大量的维生素 E、叶酸、镁、钾、铜、单不饱和脂肪酸、多不饱和脂肪酸及较多的膳食纤维，对健康有益，但所含能量较高，过量食用会导致肥胖。

菌藻类食物包括食用菌（蘑菇、香菇、银耳、木耳等）和藻类食物（海带、紫菜、发菜等）。菌藻类食物富含蛋白质、膳食纤维、碳水化合物、维生素和微量元素。如发菜、香菇等的蛋白质含量很丰富，在 20% 以上。

蔬菜、水果和菌藻类都是膳食纤维、矿物质、维生素 C、胡萝卜素、维生素 K 及有益健康的植物化学物质的主要来源，能刺激胃肠蠕动和消化液的分泌，促进食欲，帮助消化。

纯能量食物

包括动植物油、淀粉、食用糖和酒类，主要提供能量；动植物油还可提供维生素 E 和必需脂肪酸。酒类中黄酒含有一定量的氨基酸、肽类等营养物质。

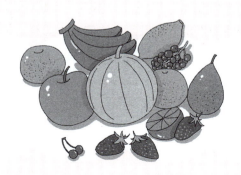

5 膳食是否合理 关键在于平衡

　　人类的食物是多种多样的，各种食物所含的营养成分不完全相同，但任何一种天然食物都不能提供人体所需的全部营养素。

　　合理的营养必须由多种食物组成，才能达到平衡膳食以满足人体各种营养需求。合理营养是健康的物质基础，而平衡膳食是合理营养的唯一途径。合理营养与平衡膳食应包括以下五个方面的要求。

要满足身体对各种营养素的需要

　　①有足够的热能维持身体各种活动的需要。②有足量的蛋白质供生长发育，修补和更新组织，维持正常的生理功能。③有充分的矿物质和微量元素，参与身体组织的构成和调节各种生理机能。④有丰富的维生素，以促进身体的生长发育，维持正常生理功能，增强身体的抵抗力，保证身体健康。⑤有适量的膳食纤维，以助肠道蠕动和正常排便，减少有害物质在肠内积留，从而预防肠道疾病，并利于糖尿病和心血管疾病的预防。⑥有充足的水分，以维持体内各种生理功能正常运行。

要合理搭配各种食物

①粗粮细粮巧搭配。②粮食蔬菜巧搭配。③荤菜素菜巧搭配。④酸性碱性巧搭配。有些食物中含有钠、钾、镁等金属元素，它们在人体内氧化后生成带有阳离子的碱性氧化物，称之为碱性食物。绝大多数的蔬菜、水果都属于碱性食物；豆类，牛奶，坚果中的杏仁、栗子、椰子等也属于碱性食物。有些食物中含有硫、磷、氯等非金属元素，它们在体内氧化后，生成带阴离子的酸根，称之为酸性食物；绝大多数的肉、禽、鱼、蛋等动物性食物中含有硫蛋白属于酸性食物，米面中含有较多的磷也属于酸性食物，坚果中花生、核桃等也是酸性食物。水果虽含各种有机酸，在味觉上也呈酸性，但它们不是酸性食物，因为水果中的有机酸在体内经过代谢，被分解为二氧化碳和水，所以，认为有酸味的水果是酸性食物是一种误解。

要科学地烹调食物

烹调食物目的有三：①生变熟。②增加色、香、味。③杀菌。

食物中的维生素和矿物质及微量元素极易在加工烹调中损失，蔬菜加工应该提倡"先洗后切，急火快炒"的原则，烹调好的蔬菜切忌反复加热，也不要长时间煎煮；烹调方法不当可使水溶性维生素损失较多，例如加碱可破坏 B 族维生素和维生素 C；炒菜时如温度在 60~70℃长时间不盖锅盖，菜中氧化酶可使维生

21

素 C 氧化；如急火快炒，使温度骤升到 80℃以上，先将氧化酶破坏，可减少维生素 C 氧化；米不宜多淘、发馒头加碱要适中，过量会破坏米面中的维生素 B_1。

要有合理的膳食制度和良好的饮食卫生习惯

进餐的时间和次数要合理	一日三餐的进食规律是千百年来适应消化功能而形成的。人体的消化功能已形成"生物钟"，有节律地进行它的生理活动。定时定量进餐可以使胃的负担适度，可以养成条件反射刺激，使大脑皮层形成动力定型，保证消化液的充分分泌，利于食物的消化吸收，并能保证良好的食欲
三餐热量分配要合理	早、中、晚三餐热量分配比应占全日总热量的 30%、40%、30% 为宜
保证早餐的质和量	有些人根本不吃早餐，有些人早餐吃得很马虎，有些人则只吃含蛋白质而无碳水化合物的牛奶、鸡蛋。如果早餐完全是蛋白质，不能保证血糖的充分供应；如果早餐完全是淀粉类食物，也不能使食物在胃内停留 4~5 个小时，会有饥饿感

食物应对人体无害

食物中的微生物、有毒成分、生物毒素、真菌及其毒素、化学物质及重金属污染和食品添加剂等，应符合我国食品卫生国家标准的要求。

6 科学吃好，《中国居民膳食指南》是指导

　　科学吃好，是所有人的共同愿望，膳食指南则是指导居民科学吃好的指导性意见。各个国家根据本国居民饮食文化历史、实际营养状况及经济发展情况都制定有居民膳食指南。

　　我国于 1989 年首次发布了《中国居民膳食指南》，后在 1997 年和 2007 年进行了修订，在指导居民采用平衡膳食、增强健康素质方面发挥了积极作用。随着我国社会经济的迅速发展和卫生服务水平的不断提高，居民健康状况和营养水平不断改善，人均预期寿命逐年增长。但有关调查数据显示，虽然我国居民膳食能量供给充足，体格发育与营养状况总体改善，但膳食结构仍存在不合理现象，豆类、奶类消费量依然偏低，脂肪摄入量过多，超重肥胖问题凸显，与膳食营养相关的主要慢性病发病率呈明显上升趋势。针对这种情况，我国对《中国居民膳食指南（2007）》进行修订，最终形成了《中国居民膳食指南（2016）》系列指导性文件（以下简称《指南（2016）》）。

　　《指南（2016）》由一般人群膳食指南、特定人群膳食指南和中国居民平衡膳食实践三个部分组成。一般人群膳食指南是指南的核心部分，针对 2 岁以上的所有健康人群提出 6 条核心推荐。特定人群膳食指南针对孕妇、乳母、0 ~ 6 个月、7 ~ 24 个月婴幼儿、学龄前儿童、学龄儿童、老年人和素食人群等特定人群的

生理特点及营养需要，在一般人群膳食指南的基础上对其膳食选择提出补充指导。

一般人群膳食指南6条推荐内容如下。

食物多样，谷类为主

关键推荐：每天的膳食应包括谷薯类、蔬菜水果类、畜禽鱼蛋奶类、大豆坚果类等食物。平均每天摄入12种以上食物，每周25种以上。每天摄入谷薯类食物250～400克，其中全谷物和杂豆类50～150克，薯类50～100克。食物多样、谷类为主是平衡膳食模式的重要特征。

吃动平衡，健康体重

关键推荐：各年龄段人群都应天天运动、保持健康体重。食不过量，控制总能量摄入，保持能量平衡。坚持日常身体活动，每周至少进行5天中等强度身体活动，累计150分钟以上；主动身体活动最好每天6000步。减少久坐时间，每小时起来动一动。

多吃蔬果、奶类、大豆

关键推荐：蔬菜水果是平衡膳食的重要组成部分，奶类富含钙，大豆富含优质蛋白质。餐餐有蔬菜，保证每天摄入300～500克蔬菜，深色蔬菜应占1/2。天天吃水果，保证每天摄入200～350克新鲜水果，果汁不能代替鲜果。吃各种各样的奶制品，相当于每天液态奶300克。经常吃豆制品，适量吃坚果。

适量吃鱼、禽、蛋、瘦肉

关键推荐：鱼、禽、蛋和瘦肉摄入要适量。每周吃鱼280～525克，畜禽肉280～525克，蛋类280～350克，平均每天摄入总量 120 ~ 200 克动物性食品。优先选择鱼和禽。吃鸡蛋不弃蛋黄。少吃肥肉、烟熏和腌制肉制品。

少盐少油，控糖限酒

关键推荐：培养清淡饮食习惯，少吃高盐和油炸食品。成人每天食盐不超过 6 克，每天烹调油 25 ~ 30 克。控制添加糖的摄入量，每天摄入不超过 50 克，最好控制在 25 克以下。每日反式脂肪酸摄入量不超过 2 克。足量饮水，成年人每天 7 ~ 8 杯（1500 ~ 1700 毫升），提倡饮用白开水和茶水；不喝或少喝含糖饮料。儿童少年、孕妇、乳母不应饮酒。成人如饮酒，男性一天饮用酒的酒精量不超过 25 克，女性不超过 15 克。

杜绝浪费，兴新食尚

关键推荐：珍惜食物，按需备餐，提倡分餐不浪费。选择新鲜卫生的食物和适宜的烹调方式。食物制备生熟分开、熟食二次加热要热透。学会阅读食品标签，合理选择食品。多回家吃饭，享受食物和亲情。传承优良文化，兴饮食文明新风。

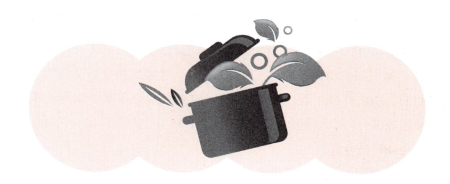

7 怎样运用好平衡膳食宝塔

　　为了帮助人们在日常生活中实践《中国居民膳食指南（2016）》，我国对《中国居民平衡膳食宝塔》也同时作了修订（以下简称新版《宝塔》）。它是结合中国居民膳食结构的特点而设计的。它把平衡膳食的原则转化成各类食物的重量，并以直观的宝塔形式表现出来，便于人们理解和日常生活的实行。同时推出了《中国居民平衡膳食餐盘》和《中国儿童平衡膳食算盘》这两个新的可视化图形，以便于对平衡膳食知识的理解、学习、操作和传播。

　　新版《宝塔》仍然由五层构成，从下到上依次是补充碳水化合物和膳食纤维、水，维生素和矿物质，蛋白质，脂肪。具体推荐的食物及数量由下至上依次为：

　　第一层：谷薯及豆类。谷类是我国居民膳食的主要成分，每人每天摄入250～400克为宜。注意粗细搭配。最好是每天吃50～150克粗粮或全谷类食物，薯类50～100克。

　　第二层：蔬菜水果类。是平衡膳食的重要组成部分。每人每天吃蔬菜300～500克，最好一半是深色蔬菜，水果200～350克。

　　第三层：动物性食物（畜禽鱼蛋）。主要提供优质蛋白质、脂肪、脂溶性维生素、B族维生素和矿物质。也是平衡膳食的重要组成部分。每人每天吃畜禽肉类40～75克，鱼虾类40～75克，蛋类40～50克。

　　第四层：奶豆及坚果类。每人每天吃相当于300克的鲜奶或奶制品和25 ~ 35克大豆及坚果制品。有高血脂或超重、肥胖倾向者应选择低脂、脱脂奶及其制品。

第五层：食用油和食盐。为防止脂肪摄入过多，每人每天烹调用油摄入量为25 ~ 30克，每人每天食盐摄入量控制在6克以下。

◎新版《宝塔》的特点：与2007年版《宝塔》相比，新版《宝塔》的特点是五大类食物推荐量有所下调：盐由旧版的6克，下调为小于6克；大豆及坚果由30 ~ 50克，下调为25 ~ 35克；畜禽肉由50 ~ 75克，下调为40 ~ 75克；水产品由75 ~ 100克，下调为40 ~ 75克；水果类由200 ~ 400克，下调为200 ~ 350克，并强调果汁不能代替鲜果。此外，新版《宝塔》将每人每天饮水量由1200毫升上调为1500 ~ 1700毫升。

中国居民平衡膳食宝塔（2016）

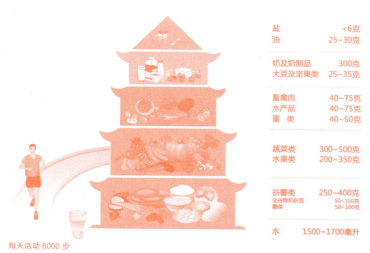

盐	<6克
油	25~30克
奶及奶制品	300克
大豆及坚果类	25~35克
畜禽肉	40~75克
水产品	40~75克
蛋 类	40~50克
蔬菜类	300~500克
水果类	200~350克
谷薯类	250~400克
全谷物和杂豆	50~150克
薯类	50~100克
水	1500~1700毫升

每天活动6000步

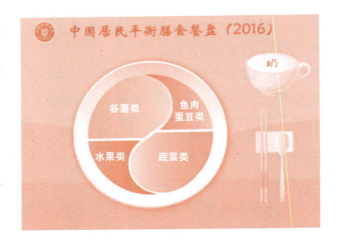

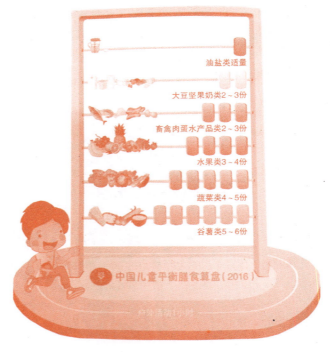

8 含有食品添加剂的食品就一定不安全吗

许多消费者一提起食品添加剂，往往产生反感。生产者为迎合消费者在产品上加贴"不含食品添加剂"标志，其实这些都是对食品添加剂的一种错误认识。

什么是食品添加剂

食品添加剂是为改善食品品质和色、香、味以及为防腐、保鲜和加工工艺的需要而加入食品中的人工合成或者天然物质，包括营养强化剂。

《中华人民共和国食品安全法》（以下简称《食品安全法》）第三十九条、第四十条和第七十条、第七十一条规范了食品添加剂的生产和应用，食品添加剂应当在技术上确有必要且经过风险评估证明安全可靠，方可列入允许使用的范围；不得在食品生产中使用食品添加剂以外的化学物质和其他可能危害人体健康的物质。

科学、合理、合法地使用合格的食品添加剂是食品科学的进步，但要反对滥用、错用和违法使用食品添加剂。事实上许多添加剂的使用正是为了用最节能、最节省资源的方法防止食物变质和产生影响健康的毒素。保证食品添加剂安全使用是不能超过规定的每天允许摄入量（ADI）；在食品生产中只要按国家标准添加食品添加剂，消费者就可以放心食用。

食品添加剂的主要作用

防止变质，利于保存　防腐剂可以防止由微生物引起的食品腐败变质，延长食品的保存期，同时还具有防止由微生物污染引起的食物中毒。抗氧化剂则可阻止或推迟食品的氧化变质，以提高食品的稳定性和耐藏性，同时也可防止可能有害的油脂自动氧化物质的形成。此外，还可用来防止食品，特别是水果、蔬菜的酶促褐变与非酶褐变。这些对食品的保藏都是具有一定意义的。

改善食品的感官性状　食品的色、香、味、形和质地等是衡量食品质量的重要指标。适当使用着色剂、护色剂、漂白剂、食用香料以及乳化剂、增稠剂等食品添加剂，可以明显提高食品的感官质量，满足人们的不同需要。

保持或提高食品的营养价值　在食品加工时适当地添加某些属于天然营养范围的食品营养强化剂，可以大大提高食品的营养价值，这对防止营养不良、营养缺乏、促进营养平衡、提高人们健康水平具有重要意义。

增加食品的品种和方便性　现在市场上已拥有多达 2 万种以上的食品可供消费者选择，尽管这些食品的生产大多通过一定包装及不同加工方法处理，但在生产加工过程中，一些色、香、味俱全的产品，大都不同程度地添加了着色、增香、调味乃至其他食品添加剂。正是这些众多的食品，尤其是方便食品的供应，给人们的生活和工作带来极大的方便。

有利食品加工，适应生产机械化和自动化　在食品加工中使用消泡剂、助滤剂、稳定和凝固剂等，可有利于食品的加工操作。例如，当使用葡萄糖酸内酯作为豆腐凝固剂时，可有利于豆腐生产的机械化和自动化。

满足其他特殊需要　食品应尽可能满足人们的不同需求。例如，糖尿病患者不能吃糖，则可用无营养甜味剂或低热能甜味剂制成无糖食品。

食品添加剂催生了五颜六色的现代食品

品尝一块蛋糕，感觉它松软细腻可口，有甜甜的奶香味。其实，蛋糕的每一种特征都来自食品添加剂：其松软，是膨松剂的功劳；其细腻，是依靠蛋糕油做到的；其奶香，是奶精的味道；如果想要甜味与果香，就得加入甜味剂与香精等。琳琅满目的食品，如果把防腐剂取消，还有多少东西能在货架上保存？没有添加剂，货架上的饼干、方便面肯定没有了；如果不允许添加色素，那么市场上销售的产品都是暗淡的，糖果肯定也不是现在的颜色。食品添加剂是日常食品生产加工必不可少的可食用物质。

自从人类发现熟食后，就知道在烹制和保存食品过程中加入某些物质可以改善食品的感官及其他性质等。例如，东汉时期我国先民就发明用石膏或卤水做豆腐；1000多年前，我国就用红曲对肉和面粉食品染色；800多年前的宋代，就采用亚硝酸盐制作熟肉食品。随着近现代化学工业的发展，食品添加剂的研究快速发展。可以这样说，大规模的现代食品工业，与食品添加剂的发展密切相关，食品添加剂是现代食品工业的"灵魂"。

9 转基因食品走进了我们的生活

我国 2015 年新修订并实施的《食品安全法》中提出，生产经营转基因食品应当按照规定显著标示。这表明转基因食品已经走进了我们的生活。法律要求生产经营转基因食品应当显著标示"转基因食品"，这是维护广大消费者对"转基因食品"或含有"转基因成分"食品的知情权和选择权。

什么是转基因食品

转基因食品，是指利用基因工程技术，将一种或几种外源性基因转移到某种特定的生物体（动物、植物或微生物）中，使其改变基因组构成而生产的食品和食品添加剂。此外，如果不是转移外源性基因，而只是改变生物体本身基因生产的产品，性质也等同于转基因产品。

简而言之，转基因食品就是转移动、植物的基因并加以改变，制造出具备新特征的食品种类。例如，把鲜鱼的基因转移到西红柿、草莓等植物使它们能抵御寒冷；把某些细菌的基因接入玉米、大豆的植株中，这种玉米、大豆就可以更好地抵抗病害虫的侵袭。而以这些转基因生物为原料加工生产的食品就是转基因食品。

转基因食品的生产过程

包括基因工程、转基因生物的种植、养殖或培植以及转基因食品的加工、贮藏和包装等。转基因食品的包装上要有"转基因食品"显著标示。

转基因食品的种类

按转基因生物来源分为 3 类

①转基因植物性食品：如转基因大豆、玉米、油菜、马铃薯、南瓜、西红柿、柿子椒和木瓜等。

②转基因动物性食品：如转基因鱼、猪、鸡、羊等。

③转基因微生物食品：指利用转基因微生物的作用而生产的食品，如转基因微生物发酵制得的葡萄酒、啤酒、酱油等。

目前市场上的转基因食品以植物性食品为主。

按转基因的功能可分成 6 种类型

①增产型：通过基因转移或改变相关的基因使农作物达到增产效果。

②控熟型：通过转移或改变与控制成熟期有关基因可使转基因生物成熟期延迟或提前，以适应市场需求。例如使果实推迟成熟，就不易腐烂，便于储藏。

③高营养型：可以通过改造种子蛋白质基因，使其表达

的氨基酸组成更加合理，以满足人体营养需要，现已培育成功的有转基因玉米、土豆和菜豆等。

④保健型：通过转移病原体抗原基因或毒素基因至粮食作物或果树中，吃这类转基因粮食和水果，补充营养的同时，还类似服用了疫苗，起到预防疾病的作用。

⑤新品种型：通过生物不同品种间的基因重组可形成新品种转基因食品，可能在品质、口味和色香方面具有新的特点。

⑥加工型：由转基因产物作原料加工制成花样更多的食品。

转基因食品安全性评估原则

因为转因食品是应用生物工程技术生产的新型食品，所以各国对这类食品的安全性评估要求比用传统方法培育生产的食品更加严格。目前国际上对转基因食品安全性评估，普遍采用实质等同原则。

实质等同原则，是把某转基因食品与非转基因食品同类相比，评估其相对的安全性。其判断逻辑是：以转基因作物的受体作物（非转基因）为对照，若转基因作物和非转基因对照作物在主要营养成分、毒理学、抗营养因子、过敏因子等方面，实验中没有表现显著差异，则可以认为转基因和非转基因作物在食品安全方面具有实质等同性，二者对人类的影响是相似的，则无需对它的安全性再作进一步分析。

第二章

饮食可能存在的不安全因素

1 什么是食品安全

民以食为天，吃得安全、吃得健康是天大的事情。那么什么是食品安全呢？

人类对食品安全的认识是逐步深化和明确的。

孔子的"五不食"

人类对食品安全的追求并不是从现在才开始的，我们的祖先很早就讲究食品的安全。2500 年前，孔子就对他的学生们讲授过"五不食"原则，即："鱼馁而肉败，不食。色恶，不食。臭恶，不食。失饪，不食。不时，不食"。世界各民族都从自己生存的经验中，总结出了许多饮食禁忌、警语和禁规，流传至今，其中很多仍然具有现实意义。

人类社会明确提出食品安全问题是在 20 世纪后期。这一时期，随着食品资源过度开发，食品生产规模不断扩大，环境污染日趋严重，特别是影响食品安全的恶性事件频频发生，引起了国际社会、各国政府和民众的广泛关注，对食品安全的认识也不断深化，食品安全的含义逐渐清晰。

食品安全的定义

食品安全，指食品无毒、无害，符合应当有的营养要求，对人体健康不造成任何急性、亚急性或者慢性危害。

食品安全与食品质量

食品安全针对的是食品中可能存在的危害物，是对所有消费者而言的；食品质量针对的是食品的营养、风味、状态，反映的是不同民族、不同国家、不同消费习惯和消费层次的需求。

怎样正确对待食品安全问题

因为自然的以及人为的因素影响非常复杂，所以食品安全零风险是不存在的。既然任何食品都不存在零风险，那么我们怎样正确看待当前的食品安全问题，怎样减少饮食风险呢？

要看到我国当前食品安全总体趋稳，形势向好。目前出现的某些食品安全事件，仅是个别的、局部的问题，这些问题已经及时得到政府有力地整治，其危害已被控制在极小的范围。我们的食品远远还不是什么都不安全的那种状况，我们完全不必过于担心和恐慌。随着国家对食品的生产、流通领域监管力度进一步加大，食品安全状况会越来越好。既然食品无零风险，那么如果自我防护做好了，就可以降低食品安全风险。例如，做到食品多样化，不仅可以保证营养素全面，而且可降低食品污染带来的风险。譬如，今天吃这种蔬菜，明天吃另一种蔬菜，就可以减少遇到农药污染危害的机会。据报道，我国市场上蔬菜农药残留合格率在95%以上，不合格的仅是少数，这些不合格的蔬菜又很分散，所以如果我们经常换着花样购买蔬菜，遇到农药残留超标蔬菜的机会是非常小的，再加上做到烹调前注意浸泡或清洗，这样就可以避免农药污染的危害了。

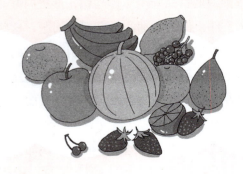

2 风险交流对看待食品安全有什么重要意义

　　国际上对待食品安全问题，越来越重视食品安全风险交流。为什么一桩食品安全事件出现时，社会各层面如媒体、消费者、专业人员、管理人员等的反应各不相同？消费者尤其感到恐慌？这是由于人们对食品安全风险评估结果的信息认识不一致所导致的，特别是有的媒体报道用一些耸人听闻的标题，起到风险放大效应，导致不良后果。要解决这类问题，就需要进行风险交流。

什么是风险交流

　　风险交流是指在食品安全风险分析全过程中，风险评估人员、风险管理人员、消费者、企业、学术界和其他利益相关方就某项风险、风险所涉及的因素和风险认知相互交换信息和意见的过程，内容包括风险评估结果的解释和风险管理决策的依据。对于公众来说，主要是让专家用大众能听懂的语言把有关食品安全风险科学知识讲清楚。

为什么要进行风险交流

　　一般可把风险分为三个层次，即实际的风险、感知的风险与评估的风险。实际的风险是一个概率（又称几率、机会），我们永远无法准确知晓，但是有关专家可以根据科学数据和数学模型估计这个概率的大小，这就是专家所评估的风险。而普通公众也会做风险估计，但主要依赖个人经验和感情因素，也会参考其他信息渠道比如专家、政府、亲朋好友等，这就是感知到的风险；然而感知的风险往往带有盲目性与片面性。因此，就必须进行风险交流。风险交流的目的与作用主要是促进各利益相关方对食品安全风险的知晓与理解，实现正确的信息传递与宣传教育；通过多边对话，促进各利益相关方在食品安全方面充分交换意见和看法，消除分歧、建立共识，辅助管理措施、决策的制定与施行；增强风险管理的透明度和一致性，维护政府公信力；增强消费者对食品供应与监管体系的信任与信心，引导公众、消费者科学理性看待目前阶段的食品安全问题；各利益相关方形成互利共赢的关系，促进食品产业和食品贸易的健康、可持续发展。

怎样进行风险交流

　　食品安全风险分析包括风险评估、风险管理和风险交流三大组成部分（见插图）；风险交流要贯穿于整个风险分析的过程之中，是食品安全管理的重要内容和目的所在。食品安全风险交流方法的基本要素包括：①过程：是参与者之间信息交流互动过程。②时间：贯穿整个风险分析全过程，但要注意关键时刻的时间接点。③方式：用最便捷、最广泛的手段传递风险的信息和决策意见。④内容：说明或解释与事件有关的危害物、风险等级、风险相关因素、消费者的风险认知及应采取的措施。⑤参与者：风险评估人员、风险管理者、消费者、食品经营者、学术界和利益相关方等。⑥任务：解释风险评估的结果和风险管理决策依据。进行风险交流是否能达到预期的目的，关键要做到"四个正确"，即在正确的时间通过正确的方式将正确的信息传达给正确（合适）的对象，四个"正确"，缺一不可。此外，要及时识别并清除"垃圾信息"对风险交流的污染或干扰。

风险分析框架

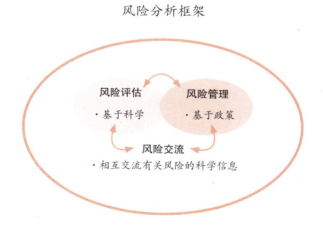

3 食品掺杂使假的常见手段

　　食品掺杂使假是指向食品中非法掺入外观、物理性状或形态相似的非同种类物质的行为。食品掺杂使假常见的手段有以下几种。

掺兑

　　主要是在食品中掺入一定数量的外观类似的物质取代原食品成分的做法，一般是指液体（流体）食品的掺兑。例如香油掺米汤、食醋掺游离矿酸、啤酒和白酒兑水、牛乳兑水等，又如向牛奶中掺三聚氰胺充当蛋白质。

混入

　　在固体食品中掺入一定数量外观类似的非同种物质，或虽种类相同但掺入质量低劣的物质称作混入。例如：面粉中混入滑石粉、藕粉中混入薯粉、味精中混入食盐、糯米粉中混入大米粉等。

抽取

　　从食品中提取出部分营养成分后仍冒充成分完整，在市场进行销售的做法称为抽取。例如小麦粉提取出面筋后，其余物质还充当小麦粉销售或掺入正常小麦粉中出售。从牛乳中提取出脂肪后，剩余部分制成乳粉，仍以全脂乳粉在市场出售。

假冒

指非常逼真地模仿某个产品的外观，从而使消费者和用户误认为模仿产品就是原产品，在未经授权、许可（或认可）的情况下，对受知识产权保护的产品进行复制和销售。复制的对象通常是商品的商标、包装、标签或其他重要的特性。在食品方面，一般认为采取好的、漂亮的精制包装或夸大的标签说明与内装食品的种类、品质、营养成分名不副实的做法也称作假冒。例如：假乳粉、假藕粉、假香油、假麦乳精、假糯米粉等。有的完全是假冒，如地沟油冒充食用油。

粉饰

以色素（或颜料）、香料及其他严禁使用的添加剂对质量低劣的或所含营养成分低的食品进行调味、调色处理后，充当正常食品出售，以此来掩盖低劣的产品质量的做法称为粉饰。例如糕点加非食用色素、糖精等；将过期霉变的糕点下脚料粉碎后制作饼馅；将酸败的挂面断头、下脚料浸泡、粉碎后，与原料混合，再次制作成挂面出售。

4 添加剂喊冤：
是人的过，不是我的错

我们的日常食品，尤其是加工食品，几乎离不开食品添加剂。国家标准中对食品添加剂的允许使用品种、使用范围和最大使用量或残留量有明确的规定，按照标准使用添加剂，不仅不会对人体造成伤害，还会防止食品腐败进而提升其安全性，另外对食品外观、口感也会有改善。但是如果人为滥用食品添加剂，甚至使用非食用的化学物质冒充食品添加剂，就会给人体健康造成损害。近年曝光的多起食品安全事件中，很多都与食品添加剂无关，而是与食品中添加非食用物质有关。几起轰动效应很大的食品安全事件，如苏丹红鸭蛋、瘦肉精、三聚氰胺奶粉等，都因涉及非法使用化学物质冒充食品添加剂而东窗事发。

人为错误使用食品添加剂的问题，大体表现在以下方面。

违法添加非食品用化学物质

非食品用化学物质是指制作食品时加入了国家法律允许使用的食品添加剂、防腐剂以外的化学物质。这些物质大部分属于工业所用的添加剂，是未经国家批准或者已经明令禁用的添加剂品种，这些物质一旦添加到食品中，进入市场销售后，会导致中毒甚至死亡的食品安全事故。如用盐酸克伦特罗和莱克多巴胺（瘦肉精）添加到猪饲料中，养殖出"健美猪"；用三聚氰胺添加到牛奶制成的奶粉中，提高含氮量；硫黄熏过的生姜，外观漂亮、卖相好，等等。瘦肉精、三聚氰胺、硫黄等都是危害健康的化学物质。这个问题也是目前社会影响最大的问题，也正是它导致了很多人对食品添加剂的误解。我国卫生部会同有关部门，已先后五批共公布了47种"违法添加的非食用物质"，如瘦肉精、三聚氰胺、工业硫黄、苏丹红、吊白块、废弃食用油、孔雀石绿、敌敌畏、毛发水、荧光增白物质，等等。

超范围使用

食品安全国家标准《食品添加剂使用标准》（GB 2760–2014）规定了食品添加剂的使用原则、允许使用的食品添加剂品种、使用范围及最大使用量或残留量。对每种食品中可以使用的食品添加剂的种类和范围，都有明确规定。如规定膨化食品中不得加入糖精钠和甜蜜素等甜味剂，但是在质量抽查时发现不少膨化食品中添加了甜蜜素和糖精钠。又如，柠檬黄可用于膨化食品、果汁、碳酸饮料、配制酒、糖果、糕点等，但不允许在馒头中使用，而染色馒头就添加了柠檬黄冒充玉米馒头，既违规又欺诈。

超限量使用

指在食品生产加工中，使用的食品添加剂的剂量超出了国家强制性标准规定的最大剂量。这种情况出现的频率是比较高的。如 2005 年 3 月在某地销售的辣椒制品、番茄酱、肉制品的质量检测中发现，抽查的 95 个样品中有 12 个样品的防腐剂（苯甲酸或山梨酸）超限量使用，有 4 个样品的甜味剂（糖精钠）超限量使用，多为小企业为延长产品的保质期和降低生产成本造成的。目前常见的超量使用有：①调味剂、防腐剂。主要见于蜜饯、果脯、茶饮料、易拉罐装碳酸饮料等食品。②色素。主要见于酱卤类制品、灌肠类制品、休闲肉干制品、五彩糖等食品。③护色剂。主要见于熟肉类制品。④过氧化苯甲酰。主要见于面粉（注：自 2011 年 5 月 1 日起，国家已禁止在面粉生产中添加过氧化苯甲酰、过氧化钙，食品添加剂生产企业不得生产、销售食品添加剂过氧化苯甲酰、过氧化钙。此前按照相关标准使用过氧化苯甲酰和过氧化钙的面粉及其制品，可以销售至保质期结束）。

其他问题

如在使用食品添加剂过程中，操作不规范、卫生不合格，也影响食品的质量。又如带入问题的存在：当 A 企业某种食品生产需要数种原料，而其中某一种原料残留有原来加入的食品添加剂时（A 企业并不知情），使其带入到最终食品产品中，导致抽检时发现 A 企业最终产品该食品添加剂超范围使用的情况。所以，只有合格的食品原料才能使用。

5 食品污染的来源

食品污染是指食品在生产、养殖、加工、包装、运输、贮藏、销售、烹调等过程中，沾染、混进、加入或产生了有毒有害的化学性、生物性或物理性物质，导致对食品安全以及对人体健康带来潜在危害的过程。食品污染来源是多源性的，包括两大方面。

内源性污染

动、植物体在生长发育过程中，由于本身带有的生物性或从环境中吸收的化学性或放射性物质而造成的食品污染称为内源性污染。畜禽在屠宰前受到的污染（可称为生前污染），又称第一次污染。

内源性生物性污染
如动物在生长发育过程中被某些致病性微生物感染，如炭疽杆菌、布氏杆菌、结核杆菌、寄生虫等，其产品就会带有这些病原微生物或其毒素，从而造成污染。

内源性化学性污染
畜禽吃食受化学污染的饲料而使污染物富集，富集浓度可达饲料或环境浓度的许多倍。如日本的水俣病，就是农药厂排放到海水中的无机汞，被水生生物经过甲基化转化为甲基汞，再通过浮游生物、小鱼、大鱼这条食物链，使大鱼体内富集了高浓度的甲基汞，人吃了这种大鱼，就会得水俣病（是一种损害神经系统的疾病）。

内源性放射性污染

是水生生物对放射性物质的浓集作用导致的污染。浓集系数 = 机体放射性物质浓度 / 水体中放射性物质的浓度。

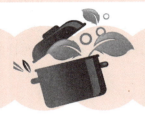

外源性污染

食品在生产、加工、运输、贮藏、销售、烹调等过程中，由于不遵守操作规程或不按卫生要求，导致食品的生物性、化学性或放射性污染称为外源性污染，又称第二次污染。主要有：水体污染，大气污染，加工过程中的污染，储藏过程中的污染，病媒害虫的污染，烹调过程污染。

外源性生物性污染

包括微生物、寄生虫及昆虫的污染。微生物污染主要有细菌与细菌毒素、真菌与真菌毒素以及病毒等的污染。污染食品的细菌包括可引起食物中毒、人畜共患传染病等的致病菌、引起食品腐败变质的非致病菌（统称为腐败菌）。寄生虫及其虫卵主要是通过患者、病畜的粪便直接污染食品或通过水体和土壤间接污染食品。昆虫污染主要包括粮食中的甲虫、螨类、蛾类以及动物食品和发酵食品中的蝇、蛆等污染。

外源性化学性污染

涉及范围较广，主要包括：①来自生产、生活和环境中的污染物，如农药、兽药、有毒金属、多环芳烃化合物、N-亚硝基化合物、杂环胺、二噁英、三氯丙醇等。②食品容器、包装材料、运输工具等接触食品时融入食品中的有害物质。③滥用食品添加剂。④在食品加工、贮藏过程中产生的物质，如酒中有害的醇类、醛类等。⑤掺假、制假过程中加入的物质，如在辣椒粉中掺入的化学染料苏丹红。

外源性物理性污染

有的物理性污染物可能并不威胁消费者的健康，但是严重影响了食品应有的感官性状和（或）营养价值，如粮食收割时混入的草籽、液体食品容器中的杂物、食品运销过程中的灰尘等；肉中注入的水、奶粉中掺入大量的糖等。

此外，食品的放射性污染，主要来自放射性物质的开采、冶炼、生产、应用及意外事故造成的污染。

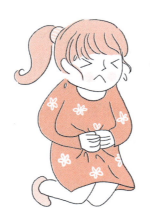

6 食品污染有哪些危害

食品污染，无论是生物性、化学性或物理性污染，都会对食品本身的性质产生不良影响，更重要的是对人体健康造成危害。食品污染的危害主要包括以下两大方面。

使食品腐败变质

鱼、肉、禽、蛋类等富含蛋白质的食品，在养殖、捕捞、屠宰、加工、贮藏、运输等环节中，很容易受到微生物的污染和侵袭。食品中大量水分和丰富的营养物质，如果温度适宜，微生物就加快生长、繁殖。微生物分泌各种酶，促使食品中蛋白质、脂肪、糖类等营养成分发生分解，由高分子物质分解为低分子物质，如氨、三甲胺、硫化氢、吲哚、硫醇等，产生难闻的恶臭，这就是腐败变质。腐败变质的食品，不仅感官性状恶化，营养素遭到破坏，降低其营养价值，而且其中有毒有害物质，人吃了会引起食物中毒。此外，其他食品在不良条件下存放时间过长，如蔬菜发黄烂叶、粮食发酵、米饭变馊、油脂变哈、水果腐败、饮料变酸、咸菜长毛等，都是食品腐败变质的表现。

引起食源性疾病

　　食源性疾病是指通过污染的食品而进入人体的有毒有害物质（包括生物性病原体）所引起的疾病。这些有毒有害物质包括病毒、细菌、寄生虫和存在于农业、环境、食品生产过程中的有害因子以及危险化学品和生物毒素。可以把这些因素统称为病原物质。

　　食源性疾病已成为我国食品安全的头号问题。

　　◎食源性疾病具有以下特征：①在暴发或传播流行过程中，食品是传播病原物质的载体。②其病原物质是存在于食物中的各种致病因子，如上述的病毒、细菌、化学物质等。③食入含有致病因子的食物后，可以引起两大类临床综合征：一类是急性和慢性中毒性疾病，前者如有机磷农药中毒，后者如水俣病。另一类是急性和慢性感染性疾病，如细菌性食物中毒。

　　◎食源性疾病的分类：按发病过程（或机制）分为两大类。一是食源性感染，是由细菌、病毒或寄生虫卵污染食品所引起的人体感染。二是食源性中毒，是有毒化学物质或毒素污染食品所引起的人体中毒。如果按致病因子的来源，可分为四大类，即生物性食源性疾病、化学性食源性疾病、动物源性食源性疾病和植物源性食源性疾病。

　　此外，国际上一般将某些与饮食有关的慢性非传染病如食源性变态反应性疾病（包括过敏性疾病）、高血压、冠心病、肿瘤、肥胖、糖尿病等也划归为食源性疾病的管理范围。

7 各类食品中可能存在的安全隐患

粮豆类食品

可能存在的安全隐患

真菌及其毒素的污染	粮豆类在农田生长、收获及贮藏过程均可遭到此类污染，特别是玉米、花生。真菌生长繁殖并产生毒素使粮豆霉变，降低营养价值，并危害健康。真菌污染中，以黄曲霉毒素 B_1 的危害最大，是一种致癌物。
农药残留	来自直接施用杀虫剂、除草剂等农药及环境中农药污染。如含有机砷、汞等的农药，由于其代谢产物砷、汞最终无法降解而易残存于环境和植物体中。
有毒有害化学物质污染	来源于工业废水和生活污水（如含汞、镉、砷、铅、铬及酚和氰化物等有毒有害化学物质）未经科学处理即用于农田灌溉；粮豆在农田生长期和收割时可能混入有毒植物种子，如麦角、毒麦、曼陀罗等。
仓储害虫	最常见的仓储害虫有甲虫（黑皮蠹、大谷盗、米象、豌豆象、黑粉虫等）、螨虫（粉尘螨、户尘螨等）、蛾（印度谷螟、一点谷蛾）等。仓储害虫可损害粮豆原粮和半成品，使营养价值降低甚至丧失。

| 掺假 | 掺假的手法有掩盖霉变、违禁增白、人工染色、以次充好等。 |

食用油

可能存在的安全隐患

| 真菌及其毒素的污染 | 花生及花生油、玉米及玉米油、棉籽及棉籽油等最容易被黄曲霉及其毒素污染，豆类一般污染较轻。黄曲霉毒素 B_1 在一般烹调加热温度不能将其破坏。现代工艺加工处理的食用油，一般经过脱色脱毒处理，可降低该毒素浓度。 |

| 脱色过度残留的有害物质 | 植物油精炼包括脱色、脱臭和脱蜡等过程，以过滤有害物质，消除不良气味，提高油的品质。在油脂脱臭环节中，虽然高温和真空环境消除了一些有害物质，但同时却增加了聚合甘油酯等反式脂肪酸，它可增加患冠心病的危险性，还与乳腺癌发病相关。精炼过程使用活性白土脱色，如果工序不当，白土吸附的有害重金属离子（如砷）就可能溶解在油脂里。此外，脱色过程也流失了一部分天然生育酚（维生素 E）、磷脂等有益物质。 |

| 滥用添加剂 | 国家标准允许生育酚、姜黄素、磷脂、山梨糖醇和辛癸酸甘油酸酯这 5 种添加剂可用于氢化植物油和人工油脂制品。这类添加剂，适量添加都可发挥其应有的功效，但一旦加量超标，长期食用会影响人体激素水平的平衡，影响肝、肾的生理功能。 |

53

地沟油

地沟油是指有的人为了牟取暴利，将酒楼餐馆下水道的泔水、屠宰场动物内脏下脚料和餐馆反复用过的炸货油，经过高温等工艺炼出的油。经过一番装饰，冒充食用油重返餐桌。地沟油不仅营养物质遭到彻底破坏，而且脂肪酸发生热裂解、热氧化、热聚合，会产生烃类、酚类、酮类等多种有害的有机化合物。

蔬菜水果

可能存在的安全隐患

农药残留

蔬菜、水果农药残留较多，尤其像小白菜、大白菜、豇豆、圆白菜、花菜、苋菜、辣椒和茄子等特别逗虫吃的绿叶蔬菜，喷洒杀虫农药较频繁，农药残留问题较突出，影响了食用的安全。而南瓜、红薯、胡萝卜、洋葱、茼蒿、大葱、香菜、生菜、番茄因较少逗虫，一般不用杀虫剂。国家对蔬菜水果农药残留制定了最高允许浓度作为控制标准。农药残留量如果超标对健康会产生危害，一是经食品一次大量摄入可引起急性中毒，最常见的是有机磷农药急性中毒。二是若长期食用农药残留超标的农副产品，可导致人体和动物慢性蓄积性中毒，这类危害涉及面更广，导致人群许多慢性病发病增加，甚至影响到下一代。

工业废水和生活污水的污染

废水污水经过无害化处理后用于蔬菜地灌溉，可增肥增产；但如果用未经处理的废水污水直接灌溉，则其中所含有毒化学物质如酚、氰化物、铅、汞、镉等重金属、有机磷农药等，既影响蔬菜生长，又可通过蔬菜进入人体造成危害。

微生物和寄生 虫卵污染	施用人畜粪便和生活污水灌溉菜地，蔬菜被肠道致病菌和寄生虫卵污染较为严重，有些地区的蔬菜中大肠埃希菌和蛔虫卵检出率很高；蔬菜水果在收获、运输和销售过程中，若管理不严也可被肠道致病菌和寄生虫卵污染，可引起肠道传染病和寄生虫病的传播。
腐败变质和亚 硝酸盐危害	蔬菜、水果含水量大，本身含多种酶，且易受腐败菌污染，如贮藏不当时易腐败变质，影响营养价值。一般正常生长的蔬菜、水果，硝酸盐或亚硝酸盐含量很少，不会造成人体的严重危害。但在生长时碰到干旱，或收获期不合理及长期存放，或土壤长期过量使用氮肥，硝酸盐及亚硝酸盐含量就会增加。过量的硝酸盐和亚硝酸盐，一方面可使作物凋谢枯萎，另一方面可引起人畜中毒。

肉及肉制品

可能存在的安全隐患

腐败变质	畜禽肉富含蛋白质，若宰前感染病菌或宰后污染，再加上加工和贮藏过程中，如果管理不严，细菌在肉制品中大量生长繁殖，使肉质迅速分解，发生腐败变质。变质的肉不仅营养价值降低，而且其中的分解产物对健康有害。变质肉不可食。
传播人畜共患 传染病和寄生 虫病	如果牲畜患病，屠宰前后未经检疫，对这类病畜肉食前又未充分加热煮熟，食后就可能感染人畜共患病，常见的有炭疽、鼻疽、布氏杆菌病、口蹄疫、囊虫病（米猪肉）、旋毛虫病、结核病、沙门菌感染等。死因不明的畜肉不可食。

违禁添加

饲料使用瘦肉精属于违禁添加行为。此外，还有向老牛身体注入番木瓜酶，促进肌纤维软化，冒充小牛肉出售牟取暴利。在圈养鸡饲料中添加有毒物质砷，使鸡皮变黄冒充散养鸡高价出售。向肉中注水：一是在猪、牛待宰前向其胃中强灌大量水，增加毛重；二是屠宰后往心脏里强注大量水，水分通过微细血管迅速扩散到肉体，增加净重；三是将肉块浸泡在水里，用水重冒充肉重。

兽药残留

为了防治疾病或某种需要，对牲畜生前可能使用过抗生素、驱肠虫药、抗原虫药、镇静剂类或肾上腺素能受体阻断剂等兽药。这些兽药以原型及其代谢产物在食源性动物的细胞、组织或器官内蓄积或储存，并带入畜肉食品中，这就是兽药残留。一次大量摄入食品中的残留兽药可致急性中毒，如瘦肉精中毒。长期小量摄入可引起慢性中毒、过敏反应，甚至"三致"作用（致突变、致畸形和致癌）等危害。

鱼类贝类食品

可能存在的安全隐患

多种鱼贝类海洋毒素

人类不断深入寻求海洋食源，海洋毒素对健康的危害，引起广泛关注。现在发现的海洋毒素有河豚毒素、西加鱼毒素、麻痹性贝类毒素、腹泻性贝类毒素、神经性贝类毒素、记忆丧失性贝类毒素、组胺以及海参、鲍鱼、蟹类、水母、海胆、海蛇等海产品所带的毒素等。海洋毒素的危害，除极少数是生物体本身产生的外（如河豚毒素、鱼类组胺等），大多数是通过食物链、生物富集形成的。鱼或贝类越大，体内海洋毒素就越多。

河豚味美毒性大

河豚产于咸水淡水交界处，有100多个品种，肉味鲜美。河豚毒素主要在肝、卵巢，其次是皮肤、肠、睾丸、肾、血液、眼睛、鳃及鱼子等，是一种毒性很强的神经毒素。食用河豚时如处理不当易发生中毒，甚至致命。我国有关法规明确规定"河豚有剧毒，不得流入市场"。

鱼肉腐败组胺多

组胺是鱼体蛋白质中组氨酸的分解产物，是有毒物质。鱼类食品腐败时可产生大量组胺。凡青皮红肉的鱼类，如鲣鱼、参鱼、鲐鱼、金枪鱼、秋刀鱼、沙丁鱼等，在一定条件下易分解产生大量组胺；甲鱼、黄鳝含组胺也高。

鱼胆治病当心中毒

我国民间有用鱼胆治疗眼病、高血压、支气管炎等疾病的传统习俗。所用鱼胆多取自青、草、鲢、鳙、鲤等淡水鱼类。但由于用量及服法不当往往引起中毒。引起鱼胆中毒的物质是鱼胆中的氢氰酸、组胺和胆汁毒素。鱼胆成分虽然有轻微的药理作用，但其药效剂量与中毒剂量接近，因此，直接服用鱼胆很易引起中毒。

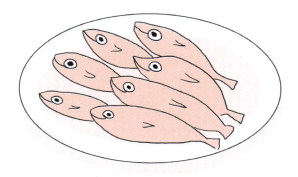

蛋及蛋制品

可能存在的安全隐患

禽蛋可带细菌

患病母禽生殖器杀菌能力减弱，不能抵抗饲料中的病菌，病菌可通过血液侵入卵巢，在蛋黄形成过程遭受污染。污染蛋黄主要是沙门菌。鸡、鸭、鹅都易被病菌感染，鸭、鹅等水禽的感染率更高。水禽蛋必须煮沸10分钟才可食用。蛋壳污染的来源是禽类的生殖腔、不洁的产蛋环境和运输过程。污染蛋壳的细菌常见的是沙门菌属、变形杆菌属、假单胞菌属、无色杆菌属等10余种细菌以及某些真菌。微生物可通过蛋壳上的气孔进入蛋体。微生物污染可导致细菌性食物中毒和引起蛋的腐败变质，降低甚至丧失营养价值。

遭受化学物质污染

苏丹红导致的红心蛋属于化学污染，是非法人为的。由环境污染使鲜蛋受化学物质污染也可能存在，主要是汞。而农药、激素、抗生素以及其他化学污染物均可通过禽饲料及饮水进入母禽体内，残留于所产的蛋中。

其他卫生问题

鲜蛋能不停地通过气孔进行呼吸，因此它具有吸收异味的作用。如果在收购、运输、储存过程中，与农药、化肥、煤油等物品以及蒜、葱、鱼、香烟等有异味或腐烂变质的动植物放在一起，就会使鲜蛋产生异味，影响食用。近年市场上出现一种"人造蛋"，其蛋黄是用海藻酸钠液，再加入如柠檬黄一类的色素后，放进模具中，然后放入氯化钙溶液中凝固而成。这种假蛋在质检中反而检测不出《鲜蛋卫生标准》（GB 2748-2003）所列举出的无机砷、铅、镉、汞、六六六和滴滴涕。

豆制品

可能存在的安全隐患

滥用添加剂

如果大豆原料系绿色品级，又坚守传统的豆制品制作工艺，这样的豆制品自然放心。但目前流入市场上的某些制品存在滥用添加剂现象，要么加强漂白，要么就是染色。豆腐、千张、腐竹等豆制品正常时颜色不是净白色，而是呈乳白、微黄或淡黄色，略有光泽；如果颜色非常亮白、鲜艳，或过于死白，则很可能是使用漂白剂如吊白块漂白的。吊白块是甲醛次硫酸钠和甲醛次硫酸氢钠混合物，对人体有毒性，是国家禁止使用的添加剂。传统的豆腐是使用豆浆添加石膏而制成，但目前有一种假豆腐，外观很嫩很白，实际上是人工合成豆腐，原料为大豆分离蛋白（营养价值很低）、变性淀粉和白色素，或者加少量豆浆，成本低，产量大。豆腐干有白豆腐干和香豆腐干。正常时，白豆腐干应与千张颜色基本相同。如果香干或卤制的，颜色很深或发红甚至很耀眼的颜色，应留心是否为染色所致。

化学泡制的臭豆腐

传统制作臭豆腐的方法是利用有益菌发酵，生产周期较长。但现在有人采用快速制作方法，几天就生产出"臭豆腐"：先用硫酸亚铁和硫化钠加水配成"臭水"，再把豆腐块或豆腐干浸泡在臭水中，经数日即成。这种"化学催臭法"速成的臭豆腐，其中含有害物质。

奶及奶制品

可能存在的安全隐患

微生物污染

奶中的微生物来源于三个方面：一是来自挤奶时的污染，包括来自动物乳房、挤奶场所的空气、挤奶用的设备。二是挤奶前产奶动物的感染。动物感染后，体内的致病菌经乳腺进入奶中，常见的有牛型结核杆菌、布氏杆菌、炭疽杆菌、葡萄球菌等。三是挤奶后的污染。通过挤奶员的手、畜体表面、挤奶用具、容器、空气、水等因素污染，如伤寒杆菌、副伤寒杆菌、痢疾杆菌、白喉杆菌等。

掺假或滥用添加剂

一是掺入非蛋白氮，如三鹿奶粉事件，在奶中掺入三聚氰胺提高奶中含氮量，冒充蛋白质。尿素也是常见的掺假物。二是掺入电解质类，用盐、石灰、明矾等，以增加比重或中和酸败变质的牛奶。三是掺入非电解质类，掺蔗糖冒充乳糖。四是掺入胶体物质，如米汤、豆浆等呈乳状液体物；或用脂肪粉兑水后再掺和到鲜奶中。五是滥用添加剂，防腐剂如甲醛、硼酸、苯甲酸、水杨酸等，也有掺青霉素等抗生素的，也有滥用香精、香料的。

有害物质残留

病畜应用抗生素、污染饲料的真菌毒素、农药、重金属和放射性元素等都可在奶及奶制品中残留。奶中存在的过敏原对部分人来说，也是不安全的。

冷饮食品

可能存在的安全隐患

市场上五颜六色的冷饮食品，没有添加剂是做不出来的。一只雪糕，就可能含有多种添加剂。雪糕的添加剂主要有调味、着色、塑形、乳化等四类，它们都是雪糕口感好所必不可少的成分，没有这些配料，雪糕的质地就没法均匀，冻出来的状态就像大冰块一样硬而难吃，既不甜也没有风味，还非常容易化成水。从安全性来说，主要是香精和色素，它们绝大部分是化工合成产品。仅着色剂就有很多种，国家标准允许可在某些冷饮食品中使用的色素（着色剂）就有日落黄、柠檬黄、胭脂红、苋菜红、红花黄、红米红、红曲红、姜黄、姜黄素、焦糖色、可可壳色、辣椒橙、辣椒红、蓝锭果红、靛蓝、亮蓝等。但对各类冷饮食品允许使用的品种、最大使用量或残留量，都有明确规定。

能否把握好添加剂

冷饮食品中细菌污染源于原、辅料的污染、加热后制冷过程及存放过程的再污染。一般原、辅料细菌污染较严重，加热熬料的温度与细菌数量变化密切相关，加热越透细菌数量减少越明显。但加热后的冷却过程，随着加工程序增多，重新污染又会增多，这与空气中细菌的沉降、容器和用具清洁状况、包装材料卫生状况以及操作人员个人卫生习惯等有关。销售环节也可能造成污染。污染冷饮常见的细菌有痢疾杆菌、沙门菌、致病性大肠埃希菌、葡萄球菌、变形杆菌等。

能否防止细菌污染

酱油和醋

勾兑就是配制或混合，即用一种主要原料，再用其他原料、添加剂及稳定剂、色素等调节、调和使之达到原味标准。勾兑是某些食品正常生产过程中的一种工序，例如白酒基本上都是勾兑的。但由于近年爆出的"勾兑骨汤""勾兑豆浆""勾兑果汁"等事件，使"勾兑"蒙上了阴影，"勾兑食品"成了不安全的代名词。那么勾兑醋、勾兑酱油有无安全隐患呢？

可能存在的安全隐患

勾兑醋

食用醋分为酿造食醋和勾兑醋（配制食醋）两种。酿造醋工艺复杂、周期长、成本高，满足不了市场需求；市面上所谓陈醋大多数为勾兑醋。酿造醋的原料为淀粉类、糖、食用酒精、酶制剂、水等，勾兑醋成分为成品酿造醋、食用冰醋酸、食品添加剂（甜味剂、色素、防腐剂）等。酿造醋营养成分远多于勾兑醋。勾兑醋是以酿造食醋为主体，与食品添加剂等混合配制而成的调味食醋，其中，酿造食醋（以乙酸计）的比例不得少于50%。只要按标准添加食品添加剂，勾兑醋不存在安全问题。但有的企业为了牟取暴利，用成本较低的工业冰醋酸替代食用醋酸直接勾兑食用醋。工业冰醋酸不是食品原料，属于非法添加剂，对人体健康有危害。

勾兑酱油

酱油可分为酿造酱油、配制酱油和酸水解植物蛋白调味液。酿造酱油工艺复杂，时间长，成本高，营养价值高，而安全性问题较少；配制酱油工艺简单，产量高，成本低，营养价值较低，而在生产中容易形成不安全物质，国家已经制定了强制性执行的标准。目前国内酱油中，真正的酿造酱油所占比例很小，大多属于配制酱油或勾兑酱油。配制酱油是以酿造酱油为主体（比例不得低于 50%），与酸水解植物蛋白调味液、食品添加剂等配制而成的。酸水解植物蛋白调味液是允许加入的，酸水解植物蛋白调味液一般是以大豆、小麦蛋白等为原料制成的液体鲜味调味品。由于大豆中含有丙醇，在酸水解过程中生成二类致癌物质三氯丙醇。不过，三氯丙醇若未超过国家行业标准限量，是安全的。但要防止有人用盐水、酱色（焦糖色素）、柠檬酸和味精；或用盐水和酱色，或用酱油香精、焦糖香精、盐水等勾兑成假酱油，这类假酱油不仅无营养价值，而且可能混入有害杂质。

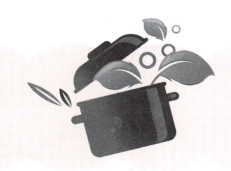

8 食品烹调不当 "烹"出的问题

烹饪与烹调词义相近但有区别。烹饪是指制作菜点的全部过程，而烹调是指将经过加工处理的烹饪原料用加热和加入调味品的综合方法制成菜肴的一门技术，是"锅中技术"。

加热烹调的两面性

加热是食品烹调的主要环节，要保证食品安全，对加热产生的两面性应有充分认识，并做到掌握火候。加热可杀灭微生物，是保证食品安全的重要措施。63~65℃经 30 分钟，70℃经 5~10 分钟，85~90℃经 3 分钟或 100℃经 1 分钟加热，一般细菌就会被杀死，但不能杀死芽孢细菌、真菌孢子。因此，可以根据不同的烹饪原料灵活选用加热温度和时间。如蛋类易受沙门菌污染，加热温度 70~80℃经 8~10 分钟可煮熟蛋同时杀灭沙门菌。但为了保证食品营养和风味以及防止产生有害成分，切忌温度太高或时间太长。

高温长时间加热时有害物质主要来源于两个方面。

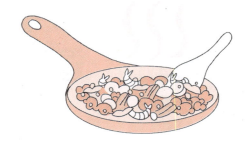

来自原料

原料中的蛋白质和碳水化合物，在高温长时间加热时极易产生有害物质。在45~120℃范围内，原料的蛋白质处于正常热变性状态，这种适度变性，有利于人体的消化吸收，但超过120℃，蛋白质脱去氨基，有可能与碳水化合物的羰基结合，发生非酶褐变。当上升到200℃以上且继续加热时，蛋白质则完全分解并焦化成对人体有害的物质，包括致癌物。

来自油脂

在高温下，油脂开始部分水解形成甘油和脂肪酸，当不断加热使油温升高到300℃以上时，脂肪酸分子开始脱水缩合成分子量大的醚型化合物；温度继续上升时，脂肪酸分子分解为酮类、醛类物质，同时，亦生成各种形式的聚合物。另外，高温下油脂水解的甘油也进一步脱水生成具有挥发性和强烈辛酸气味的物质丙烯醛。当油面冒青烟时，表示油温达到该油脂的发烟点，有丙烯醛生成了。一般认为高温下产生的各种聚合物是主要的有害物质，经动物试验有致癌作用。

防止食品加热产生危害的措施

为防止油脂经高温加热带来的危害，用油加热时需注意。

①尽量避免持续高温煎炸食品，一般烹饪用油温度最好控制在200℃以下。

②反复使用油脂时，应随时加入新油，并随时沥尽浮物杂质。

③根据原材料品种和成品的要求正确选用不同分解温度的油脂。如松鼠鱼、菠萝鱼等要求230℃以上温度成型时，应选用分解温度较高的棉籽油和高级精炼油。

④炒烧菜肴时适时加入足够的水，可抑制有害物质产生。

9 什么是食物中毒

食物中毒是指正常人经口摄入正常数量的食物，但实际上该食物含有有毒有害物质，或将有毒物品当作食物食用后发生的一种急性或亚急性感染或中毒性综合征。有些疾病虽然与饮食有关，但不属于食物中毒，如有的人生来就缺乏乳糖酶，喝了牛奶后就会有不良反应，甚至恶心呕吐；又如有的人在宴席上暴饮暴食，导致身体不适甚至出现胃肠炎症状，而同桌的其他人餐后没有异常表现；再如因食品卫生状况不良引起的传染病，像心血管疾病等许多慢性病，虽然也与饮食不合理有关，但不列为食物中毒。

食物中毒有什么特点

食物中毒有如下特点。

发病快，来势猛，群发性	即在较短时间内突然产生一批患者
有共同的食物暴露史	通过调查可发现，患者都会怀疑吃了某种同样被污染的食物，凡发病者都食用过该食物，而未食用过该食物者无发病
患者症状相似	同一批食物中毒患者的临床表现很相似，一般都有相似的急性胃肠炎症状，或者有同样的神经系统中毒症状
无传染	一般无人传人的现象
有季节性高发现象	如细菌性食物中毒全年都有发生，但多以夏秋季为主

续表

有地区性	如副溶血性弧菌食物中毒多发生在沿海地区，而发酵米面和霉甘蔗中毒多发生在北方

食物中毒分哪几类

按病原学可分为 4 类。

细菌性食物中毒	常见的细菌有沙门菌、变形杆菌、副溶血性弧菌、致病性大肠埃希菌、葡萄球菌、肉毒梭菌、酵米面椰毒假单胞菌、志贺菌等
食品霉变及真菌毒素中毒	如黄曲霉毒素、赤霉病麦、霉变甘蔗中毒等
有毒动植物食物中毒	如猪甲状腺、河豚中毒，毒蕈、桐油、发芽的马铃薯中毒等
化学性食物中毒	如砷、亚硝酸盐、农药中毒等

食物中毒与食源性疾病有什么区别

食源性疾病是指由于食用食物而引发的任何传染性疾病或中毒性疾病。食物中毒属于食源性疾病中的一种，是指由于细菌、毒素和化学物质污染食品或误食有毒物质引起的急性或亚急性中毒或感染性疾病；通常因一次大量摄入有毒有害物质所致，具有发病急、群发性、病情重、需要及时抢救的特点。而因食品污染、长期少量摄入有毒有害物质引起的慢性中毒，以致发生"三致"等危害，是属于慢性食源性疾病，这类疾病种类更多、范围更广泛。

10 细菌性食物中毒的三个必需条件

　　细菌性食物中毒是指人体摄入含有细菌或细菌毒素的食品而引起的食物中毒。在我国，食物中毒中最常见的是细菌性食物中毒。我国每年报告的食物中毒中，细菌性食物中毒人数超过食物中毒总数的 50%。

　　发生细菌性食物中毒有 3 个基本条件（或 3 个危险因素）。

食品被细菌或其毒素污染

　　食品被细菌污染常见的有两种原因：①禽、畜在宰杀前就是被感染的病畜、病禽，没检查出来，屠宰后带菌的肉制品流入市场。感染畜、禽最常见的是肠炎沙门菌、猪霍乱沙门菌等沙门菌属。②食品外来污染。这类原因较复杂，细菌通过带菌的工作人员、炊事员的粪便、皮肤上病灶的分泌物以及手污染食品。细菌还可通过苍蝇、蟑螂、老鼠、炊事用具（如刀、砧板、抹布等）、容器、水等途径污染食品。在烹调食品过程中，如果生熟不分开，通过交叉污染，也可使弄熟的食品遭受污染。据统计，在某些地区每年发生的食物中毒中，大多数是由于在加工制售过程中生熟不分、交叉污染造成的。

食品贮藏不当使细菌滋生繁殖

购回的动、植物食品，即使清洗干净，也不能完全清除污染的细菌。如果温度、水分、营养等多种因素适宜，存放一定时间后，食物中的致病菌会迅速生长繁殖或产生毒素。致病菌多为嗜温菌，一般在20~40℃条件下，特别是接近人体的体温（37℃）时，繁殖速度最快。有的嗜温菌，如葡萄球菌，在10~42℃范围内，均可繁殖产生毒素，甚至5℃冰箱内，仍能缓慢生长释放毒素，故有时食用过夜冰箱冷存食物，也可致食物中毒。

食用前加工不当

如果属于可生食的食品，食用前应充分清洗干净，或去皮后再清洗，并保证不再污染才可食用。属于熟食的食品，食用前未回锅加热或加热不彻底，都存在食物中毒的风险。经长时间贮存的食品，食用前未彻底再加热，中心部位温度达不到70℃以上时，也有风险。有的地区有食半生海产品的习惯，如果这种海鲜遭受到致病菌污染，也可能发生食物中毒。

11 细菌性食物中毒与易引起中毒的相关食品

　　细菌性食物中毒的发生与不同区域人群的饮食习惯有密切关系。如美国多食熟肉、乳制品和糕点，发生葡萄球菌食物中毒机会最多；日本喜食生鱼片，发生副溶血性弧菌食物中毒机会最多；我国食用畜禽肉、禽蛋类食品较多，多年来一直以沙门菌食物中毒居首位。

　　这说明不同食品污染与所引起的细菌性食物中毒之间存在关联，有一定规律性。下面作一简单介绍。

沙门菌食物中毒

　　主要为动物性食品，特别是畜肉类及其制品。其次是禽肉、蛋类、乳类及其制品。由植物性食品引起的较少。畜禽肉沙门菌来源有畜禽生前感染和宰后污染。患病动物产奶可使奶中带菌，或奶挤出后遭污染。蛋类污染来源较多，病禽卵巢沙门菌可直接进入蛋内，或蛋经过泄殖腔及产出后遭到污染。熟制食品可经带菌容器或手等被再次污染。

变形杆菌食物中毒

主要为动物性食品，其次是豆制品、剩饭菜和凉拌菜等。食品制作过程，生熟容器、用具未严格分开，或操作人员的手不洁等造成二次污染。

副溶血性弧菌食物中毒

主要来源为海产品鱼、虾、蟹、贝类等食品。我国华东沿海某地区海产品该菌检出率为 57.4%~66.5%，其中墨鱼为 93%，海虾为 45%~48%，夏季可高达 90%。腌制的鱼贝类食品带菌率为 40% 左右。食品用具、容器上该菌检出率也高达 60%。再加上人们食用海鲜的烹调方法有不卫生的习惯，如半生吃等，更增加中毒的风险。

致病性大肠埃希菌食物中毒

大肠埃希菌广泛存在于自然环境中，在卫生条件较差的地区，人群带菌率较高。因此，导致该菌污染的食品种类较多。常见中毒食品有肉类、蛋及蛋制品、奶及奶制品、水产品、豆制品、蔬菜等，特别是熟肉和凉拌菜。

肉毒梭状芽孢杆菌食物中毒

引起中毒的食品因地区和饮食习惯不同而异。国内主要是植物性食品，多见于家庭自制发酵食品如豆酱、面酱、臭豆腐，其次为肉类、罐头、酱菜、鱼制品、蜂蜜等。新疆是我国肉毒梭状芽孢杆菌食物中毒较多的地区，引起中毒的食品有 30 多种，常见的有臭豆腐、豆酱、豆豉和谷类食品。在青海主要是越冬保藏的肉制品，食前加热不够所致。

葡萄球菌肠毒素食物中毒

引起葡萄球菌肠毒素中毒的食物主要为禽畜肉、牛奶及奶制品、蛋及蛋制品、鱼、剩饭、糯米凉糕、凉粉、米酒等。我国以牛奶、奶油蛋糕、冰淇淋、煎荷包蛋等为常见。含蛋白质丰富、水分多又有一定量淀粉的食物，受污染后易产生肠毒素，特别是存放在通风不良地方时产毒素更多。

蜡样芽孢杆菌食物中毒

蜡样芽孢杆菌食物中毒所涉及的食品种类很多，主要与受污染的米饭或淀粉类食品有关，以米饭、米粉最为常见，尤其是隔夜米饭；其次是乳及乳制品、肉类、蔬菜、马铃薯、甜点心等。其特点是：除米饭稍有发黏、入口不爽外，其他食品腐败变质现象不明显。

椰毒假单胞杆菌食物中毒

椰毒假单胞杆菌可污染多种食品并产生毒素，如玉米、小米、高粱米、大米、大豆粉、奶粉、银耳等。但以酵米面污染及其引起的椰毒假单胞杆菌中毒最多见，酵米面中毒几乎就是椰毒假单胞杆菌中毒的代名词。酵米面又称"臭米面"，是我国东北地区一种传统食物。其制法是将玉米、高粱米、小米等浸泡 15~30 天发酵后，水洗、磨浆、过滤、晾晒成粉即为酵米面。再用它做成多种食品，如面条、饺子、汤圆、糍粑等。如原料或半成品受到该菌污染，食后可致中毒。

耶尔森菌食物中毒

引起中毒的食物主要是动物性食品，如猪、牛、羊肉，其次是生牛奶，尤其是低温运输或储存的奶及奶制品。豆制品、沙拉、牡蛎、蛤和虾亦有引起中毒的报告。

李斯特菌食物中毒

引起中毒的食物主要是软乳酪、未充分加热的鸡肉、未再次加热的热狗、鲜牛奶、巴氏消毒乳、生牛排、羊排、卷心菜色拉、芹菜、番茄、法式馅饼、冻猪舌等。这些主要是西餐。我国目前虽然没有本菌食物中毒暴发流行报道，但食品卫生监测表明，李斯特菌在我国各类食品中普遍存在，值得注意。

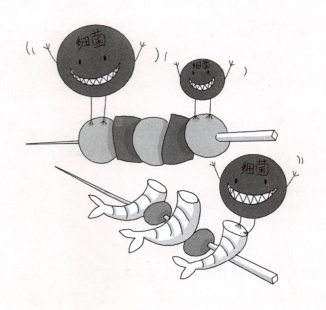

12 常见的化学性食物中毒

化学性食物中毒是指经口摄入了正常数量，在感官上无异常，但确含有某种或几种"化学性毒物"的食物，随食物进入体内的"化学性毒物"引起功能性或器质性损害的急性中毒。常见原因包括食品受到有毒化学物质污染、误食或人为投毒等。下面将常见的化学性食物中毒所涉及的潜在危险因素作简要介绍。

急性有机磷农药中毒

有机磷农药中毒是指进食了被有机磷农药污染的食品后，在短期内出现的以全血胆碱酯酶活性下降，使分解乙酰胆碱的能力丧失，从而引起一系列中毒表现的全身性疾病。是农药急性中毒中最常见的一种。

◎常见的危险因素有：①水果、蔬菜等食品中的农药残留。②食用农药盛器盛放过的食品，或食用农药毒死禽畜。③因农药保管不善、管理不严而误食。

亚硝酸盐食物中毒

亚硝酸盐中毒在我国很常见。如 1989–1994 年，某省发生亚硝酸盐中毒174起，中毒3037人，死亡44人。亚硝酸盐是强氧化剂，主要是亚硝酸钠。进入体内可使低铁血红蛋白氧化成高铁血红蛋白，失去运氧的功能，使组织缺氧导致中毒。亚硝酸盐中毒量为0.2~0.5克，致死量为3克。

◎常见的危险因素：亚硝酸钠为白色至淡黄色粉末，味微咸，易溶于水，易潮解，外观、滋味与食盐相似。除了易与食盐相混而误食外，亚硝酸盐也广泛存在于蔬菜和腌制食品中。如菠菜、大白菜、甘蓝、韭菜、萝卜、芹菜、甜菜含有大量硝酸盐，在温度较高处存放，硝酸盐还原酶使硝酸盐可还原成亚硝酸盐。腌制蔬菜，其中亚硝酸盐含量逐渐增高，在8~14天时有一高峰，以后又逐渐降低。煮熟的蔬菜存放于温度较高处，因某些细菌硝酸盐还原酶的作用，也可产生亚硝酸盐。用含硝酸盐较多的井水（俗称"苦井"）烹调食品，并在不卫生的条件下存放，极易引起亚硝酸盐中毒。

鼠药中毒

灭鼠药混入食物中就会导致鼠药食物中毒。灭鼠药只能用国家准用鼠药，首选高效、安全的抗凝血灭鼠剂，如溴敌隆、杀鼠迷、敌鼠钠、氯敌鼠、大隆、杀它仗等。如果情况紧急，必须使用急性药，应首选磷化锌，但只应使用0.5%~1.0%低浓度。国家禁用毒鼠强、氟乙酰胺等剧毒药。但使用违禁鼠药灭鼠导致食物中毒事件频频发生，较多见的是毒鼠强。毒鼠强化学名叫四亚甲基二砜四胺，俗称四二四，是一种对人畜皆有剧毒的神经毒性灭鼠药。为白色粉末状，无嗅无味，其毒性是氟乙酰胺的 1.8 倍、磷化锌的 15 倍、氰化钾的 100 倍。对人的致死剂量为 6~12 毫克，剂量大者可于数分钟内因呼吸麻痹而死亡。

◎常见的危险因素：发生中毒场所有家庭日常就餐、婚丧宴席、建筑工地农民工食堂、学校食堂、部队食堂等。因毒鼠强为白色、无味、无臭，外观极似食盐、淀粉、味精，极易混入各种食物如米饭、馒头、包子、菜肴，或糖果、饼干等零食或牛奶等饮料中，常因误食中毒或谋杀投毒。

甲醇中毒

甲醇中毒是较为常见的食品安全问题，如 1998 年 1 月 26 日某省朔州特大假酒（甲醇）中毒案，给人民群众的健康和生命财产造成巨大损失，因此，甲醇中毒必须注意防范。甲醇是剧烈的神经毒，一是直接损害中枢神经，特别是视神经；二是甲醇进入人体后代谢产物甲醛、甲酸也具有毒性，产生代谢性酸中毒。

◎常见的危险因素：我国近年来的急性甲醇中毒以摄入含有甲醇假酒的食源性中毒为主；职业性急性甲醇中毒可以见于甲醇的生产和运输、化工、医药、能源等行业，例如生产甲醛、甲胺、摄影胶片、塑料、杀菌剂、油漆稀料等作业场所甲醇空气浓度超过国家卫生标准时。也有餐饮业使用"固体酒精"火锅燃料造成急性甲醇中毒的报道。

砷化物中毒

砷的化合物有剧毒，最常见的是三氧化二砷，又名砒霜、红信石、白信石等，口服 50 毫克即可引起急性中毒，60~600 毫克（一般 200 毫克）即可致死。砷化物可经饮水、食品进入人体，三价砷（即砒霜中的砷）在体内与含巯基的酶类结合，破坏许多代谢过程，引起中毒症状。

◎常见的危险因素：可由于误食含砷的毒鼠药、灭螺药、杀虫药，或误食被杀虫药刚喷洒过的瓜果和蔬菜，毒死的禽、畜肉类等而引起。砒霜为我国农村常用的拌种药、杀虫药，毒性很大，其纯品外观和食盐、糖、面粉、石膏等相似，易误用误食中毒。

13 哪些植物性食品含有天然毒素

有些植物性食品含有天然毒素，如果误食，或烹调不当，毒素没有完全清除，食后就可能中毒。常见的含有有害物质或毒素的植物性食品有如以下几种。

有毒蘑菇

蘑菇医学上称为蕈，属大型真菌类。我国鉴定蕈类中可食用的有 300 多种，有毒蕈约 100 种，可致人死亡的至少 10 种，即褐鳞小伞、肉褐鳞小伞、白毒伞、褐柄白毒伞、毒伞、残托斑毒伞、毒粉褶蕈、秋生盔孢伞、包脚黑褶伞、鹿花蕈等。蕈的种类很复杂，一旦误食毒蕈即可中毒。毒蕈的毒素种类繁多，一种毒蕈可含多种毒素，或一种毒素又可存在于数种毒蕈中。毒蕈的毒素有胃肠毒素、神经毒素、溶血毒素和肝肾毒素等。因毒素种类多，故中毒表现多样。

从全国毒蕈中毒发生季节统计，主要集中在第二、第三季度，其中第三季度为中毒发生高峰季节。第三季度毒蕈中毒起数、中毒人数、死亡人数分别占四个季度总数的 57.4%、58.7% 和 60.0%。这是因为第二、第三季度正是春夏秋季节，气温高、雨量充沛，野生蕈类大量生长。个人和家庭采蕈者很多，如缺乏毒蕈鉴别经验，易误食中毒。

四季豆

四季豆又名菜豆、梅豆角、芸豆、扁豆、京豆等。生鲜四季豆中含的有毒成分如下。

皂苷（或称皂素）	可破坏红细胞，引起溶血，对消化道具有强烈的刺激性，可引起出血性炎症
植物凝血素	也叫红细胞凝聚素，是一种有凝血作用的毒蛋白，能引起红细胞凝集
胰蛋白酶抑制素	可使胃肠胰蛋白酶失去活性，引起消化不良、胃胀、恶心、腹痛等

这 3 种毒素可通过充分加热而被破坏。此外，存放过久的四季豆中，亚硝酸盐含量大量增加，也是有毒物质。

四季豆中毒多发生在集体食堂，主要原因是锅小加工量大，翻炒受热不匀，不易把四季豆烧透焖熟；有的厨师喜欢把四季豆先在开水中焯（余）一下然后再用油炒，误认为两次加热就保险了，实际上哪一次加热都不彻底，最终未把毒素破坏掉；有的厨师为了四季豆颜色好看，片面强调"热锅快炒"，实际上没有把四季豆煮熟煮透，导致食后中毒。

生豆浆

生豆浆中含蛋白酶抑制素（主要是抗胰蛋白酶因子）和皂苷等成分，是引起中毒的主要原因。抗胰蛋白酶因子，可抑制胰蛋白酶的消化作用，对人体生长产生影响，并对胃肠道有刺激作用。皂苷能刺激人体的胃肠黏膜，使人出现一些中毒反应。蛋白酶抑制素和皂苷等成分较耐热，当生豆浆加热到 80~90℃时，会出现大量的白色泡沫，往往误认为煮开而停止加热。其实这是一种"假沸"现象，此时的温度还不能破坏豆浆中的这些物质而致中毒。

黄花菜

黄花菜又名萱草、金针菜、忘忧草。引起中毒的是食用新鲜黄花菜。新鲜黄花菜中含有一种名叫秋水仙碱的物质，过多食用会引起中毒。秋水仙碱本身毒性较低，可作为治疗痛风的药物之一。但秋水仙碱进入人体后易蓄积，经氧化生成的二秋水仙碱有剧毒，对人体的胃肠道和呼吸系统具有强烈的刺激作用，成人如一次食入 0.1~0.2 毫克秋水仙碱（相当于新鲜黄花菜 50~100 克），即可发生急性中毒。但其有毒成分在高温 60℃时可减弱或消除。

木薯

木薯又名木蕉、树薯、树番薯。富含淀粉，并含有蛋白质、脂肪和维生素等营养成分，是我国南方主要杂粮之一。如生食或未煮熟食用就会中毒。其有毒物质是亚麻苦苷和亚麻苷酸，这些物质经同存于木薯中的亚麻苦苷酶水解后，析出游离的氢氰酸可使人体组织细胞发生窒息而引起中毒。一般氢氰酸中毒发病快，但木薯中毒病情发展缓慢，因为亚麻苦苷不能在酸性的胃内水解，而需要在小肠中进行。毒素主要作用于中枢神经和血管运动中枢。

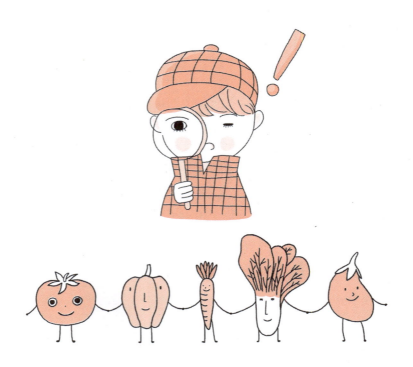

第三章

怎样防范饮食安全风险

1 食品安全要从源头抓起

食品安全要从源头抓起，这是完全正确的策略。但这个"源头"是什么？在哪里？怎么抓？则是问题的关键。应该从食品生产链和污染来源两方面去找准安全问题出现的源头。因为食品生产链和污染来源都很复杂，因此从源头抓起就不是简单的事情。食品安全问题的源头并不一定在生产链上的第一站，可能发生在其中任何一个环节。例如，一个守法经营的养殖户，鱼苗、养殖（包括饲料）都无问题，但最后执法人员在其出售的鱼产品中查出有毒物质，经调查，原来是当地招商引资来的一家企业排放的废水污染了当地的水系，从而污染了鱼塘。这一问题源头并不在养殖户本身的生产链上，也是他无法控制的。

农产品、水产品、食品加工企业、食品流通领域，甚至食品上了餐桌，每个链上、每个环节都可能出现安全问题。如一种农产品，从初级农产品到餐桌，涉及水、土壤、种子、农药、化肥、收获、贮藏、运输、再加工（这里又包括一条生产链）、包装、运输、销售等一系列过程，每一步都可能存在着污染因素，因此从源头抓起是很复杂的工程。

从源头抓好食品安全，要从技术、管理和道德几方面下工夫。

要坚持执行高标准的食品安全标准。我国食品标准几经修订，日臻完善，是保证食品安全的有效措施。

　　还要建立完善的溯源制度，在一些发达国家，一瓶酸奶出了问题，能够追溯到整个生产销售链条中究竟是哪个环节出了毛病。建立完善的跟踪和控制体系，如实行食品来源地、采购地登记制度等，有利于查出问题源头。

　　更要重视抓企业诚信、行业自律，企业家血管里要流着道德的血液。抓好道德源头是保障食品安全的基础，是食品行业一好百好的保证。

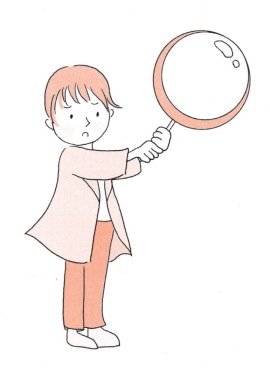

2 建立健全食品安全风险监测和评估制度

建立健全食品安全风险监测和评估制度的必要性

为切实有效地保证食品安全，国家建立食品安全风险监测和风险评估制度。

风险监测和风险评估，好像两只法眼，能对萌芽状态下的食品安全风险及时发现，便于及早清除和防范，是强有力的食品安全措施。实践证明，建立健全风险监测和风险评估制度，能明显提高食品安全工作的成效。

《食品安全法》第十七条规定：国家建立食品安全风险评估制度，运用科学方法，根据食品安全风险监测信息、科学数据以及有关信息，对食品、食品添加剂、食品相关产品中生物性、化学性和物理性危害因素进行风险评估。

国务院卫生行政部门负责组织食品安全风险评估工作，成立由医学、农业、食品、营养、生物、环境等方面的专家组成的食品安全风险评估专家委员会进行食品安全风险评估。食品安全风险评估结果由国务院卫生行政部门公布。

开展食品安全风险监测与风险评估是目前国际上普遍的做法。建立这一制度可以发现食品中的潜在危险，做到预防在先。

食品安全和其他安全有共同的地方，也有不同的地方，特殊性就在于它没有试错机制。所以食品安全的监测和评估很重要。

监测与评估缺一不可

食品安全风险监测与风险评估是密切相关的前后两个步骤。

食品安全风险监测

是指对某一地区、某一时间、某种食品的有计划抽样检测，对食源性疾病、食品污染以及食品中的有害因素进行检测，观察某种物质在该食品中的含量。监测任务的来源，一则根据国家下达的监测计划结合本地的实际制定的本地监测计划。二则根据新闻部门、公众反映或者群众举报的信息，通过监测发现食品可能存在安全隐患的，应当进行风险监测。

食品安全风险评估

是国务院卫生行政部门根据掌握的监测信息，提交食品安全风险评估专家委员会进行的。国务院卫生行政部门负责组织食品安全风险评估工作，成立由医学、农业、食品、营养、生物、环境、化学、检验等方面的专家组成的食品安全风险评估专家委员会进行评估。评估的依据是食品安全风险监测信息、科学数据以及其他有关信息。对于食品安全风险监测或者接到举报发现食品可能存在安全隐患的，应当立即组织进行检验和（或）食品安全风险评估。

美国过去多年一直在食品添加剂、化学物质、兽药残留等方面进行的食品安全风险评估，而近年因一些国家发生食品细菌污染安全事件，美国政府已经完成了首例从农场到餐桌的食物微生物风险评价的模型，即蛋和蛋制品中沙门菌污染的风险分析。还进行了牛肉中的致病性大肠埃希菌 O157：H7 的风险分析，多种食品李斯特菌的风险分析，并与哈佛大学就疯牛病通过食品传播的风险评估达成合作协议等。我国在积极组建食品安全风险监测与评估体系之前和组建该体系过程中，早已针对食品安全事件（例如三鹿奶粉、瘦肉精等）采取有力措施，进行了若干专项整治，取得明显成效。

由上可见，食品安全风险监测的目的是为食品安全风险评估提供客观数据；而食品安全风险评估会做出该食品有害物质对健康是否存在危害及危害程度的判断，为决策部门风险管理提供依据。同时，评估意见又会指导下一步的食品安全风险监测计划的制订和调整。二者是相辅相成的。

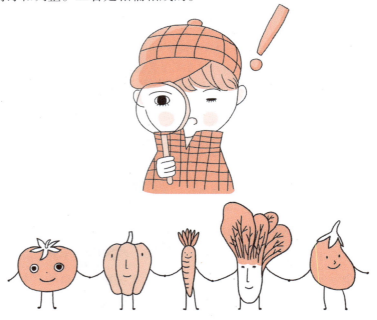

3 超市怎样把好食品安全关

　　超市是居民购买食品的主要场所，超市如果能够把好这一关，在降低食品安全风险上能发挥极其重要的作用。根据我国超市现阶段发展水平及其可操作性，超市应当在从业人员、食品采购、运输、贮藏、销售及熟食加工等环节加强食品安全管理和规范性操作。

超市从业人员应身体健康和具有良好卫生习惯

　　从业人员要培训后持证上岗，每年进行一次健康检查（必要时可增加体检次数），患有霍乱、细菌性和阿米巴性痢疾、伤寒和副伤寒、病毒性肝炎（甲型、戊型）、活动性肺结核、化脓性或者渗出性皮肤病等有碍食品安全的疾病，不得从事接触直接入口食品的工作。应保持良好个人卫生，做到勤洗手、勤剪指甲、勤换衣服、勤理发、勤洗澡。工作时应穿戴工作衣帽，不留长指甲、不涂指甲油、不化妆、不抹香水，不戴耳环、戒指等外露饰物。接触直接入口食品时，手部应清洁并消毒，并使用经消毒的专用工具。超市应建立从业人员健康档案。

食品采购应严把质量关

　　食品采购是保证食品安全的关键，其中重点是索证索票。对食品供应商及其食品资质进行审核，包括营业执照、纳税证书、企业执行标准、食品生产（经营）许可证、食品检验报告、食品批次的合格证明等。保健食品、绿色食品等食品要有相应的证书和标志。

食品验收应卫生安全

食品验收的场所、设备应当保持清洁，定期清扫，无积尘，无食品残渣，无霉斑、鼠迹，无苍蝇、蟑螂，不得存放有毒、有害物品（如：杀鼠剂、杀虫剂、洗涤剂、消毒剂等）及个人生活用品。

食品应合理存储

超市应进行合理仓储管理。食品应当分类、分架存放，距离墙壁、地面均在 10 厘米以上，并定期检查，使用应遵循先进先出的原则，变质和过期食品应及时清除。食品冷藏、冷冻贮藏的温度应分别符合冷藏和冷冻的温度范围要求。食品贮藏场所环境要求与食品验收的要求相同。

食品现场制作应严防污染

在配送中心和门店中，对食品进行加工时，如对食品粗加工、切配、烹调、凉菜配制、现榨果蔬汁及水果拼盘、点心加工、裱花操作、烧烤加工、生食海产品加工、备餐及供餐、食品再加热等操作，以及所用工具、容器、消毒及食品配送过程等，都要根据预防食物中毒的基本原则，严格遵守加工操作规程，严防食品污染，确保安全。食品加工的环境条件，要求配备温度、湿度控制设备，独立的排水、排污、防尘设施，其他要求与食品验收场所要求一致。对食品加工人员的要求与超市食品从业人员的要求一致。

食品销售应掌握相关信息

为保证食品安全，在食品上架销售过程中，销售人员应熟悉食品销售注意点，详细记录每天销售食品的品名、数量等详细信息。食品销售时陈列必须符合其自身保质储存条件。对消费者应正确地宣传和引导。

对问题食品应合理处理

对于不符合有关食品安全规定和标准的食品，或给消费者的健康和安全造成潜在或现实危害的食品称为问题食品。一经发现问题食品，应该立即启动食品撤架流程。如果已发生食品安全事件，应积极应对与配合，包括顾客投诉、政府部门的抽查、调查以及协助调查。根据食品可溯源程度，进行问题食品的溯源追踪。企业中各相关部门有责任全力配合食品安全管理部门工作，在第一时间将食品质量和安全信息反馈到食品安全管理部门。

4 选择餐馆就餐要"三看"

我们选择餐馆时，除了注意美味的饭菜、优雅的环境和良好的服务等因素外，还要从食品安全角度考虑，选择安全放心的餐馆就餐。进餐馆时要"三看"。

看餐馆有没有悬挂《食品经营许可证》

根据《食品安全法》及相关规定，餐饮服务单位必须取得《食品经营许可证》后，方可从事餐饮服务经营活动，且须在经营场所亮证经营。餐饮服务单位经营的范围应符合许可证核定的项目。

餐馆应该把《食品经营许可证》悬挂在吧台或其他显著位置，有证的单位具备有相应的开业经营条件。如果没有取得许可证，则属于违法经营，应被举报。在看许可证时，还要注意许可证上的许可备注内容，如是否注有"凉菜""生食海产品"等。因为"凉菜""生食海产品"等属于高风险食品，较易引起食物中毒。经营此类食品，必须具备特定的食品加工条件，并在许可证备注栏目中予以注明。

看餐馆服务的信誉等级高低

我国从 2002 年起，在各地陆续实施餐饮单位食品卫生监督量化分级管理制度。监管部门根据餐馆的基础设施和食品安全状况，评定 A、B、C、D 四个信誉度等级，四个级别相对应的食品安全信誉度依次递减，而风险等级依次增加。

2012 年后，根据国家食品药品监督管理局统一规定，全国餐饮服务食品安全监督量化等级实行动态等级和年度等级管理：动态等级为监管部门对餐饮服务单位食品安全管理状况每次监督检查结果的评价，分为优秀、良好、一般 3 个等级，分别用大笑、微笑和平脸 3 种卡通形象表示；年度等级为监管部门对餐饮服务单位食品安全管理状况过去 12 个月期间监督检查结果的综合评价，分为优秀、良好、一般 3 个等级，分别用 A、B、C 3 个字母表示。在餐饮服务单位就餐场所的醒目位置均有食品药品监管部门核发的"餐饮服务食品安全等级公示"牌，可以看到量化等级标志。消费者就餐时先看"脸"，应尽量到标有"大笑"或"微笑"的餐馆就餐。

看餐馆是否超负荷运营

选择餐馆就餐时，如果看到该餐馆顾客流量陡增，拥挤不堪，即使该餐馆是信誉度较高的单位，也最好不要光顾；因为突然集中增大的供应量，可能导致该餐馆超负荷加工，难免匆忙应付，会给饮食安全埋下隐患。

5 进餐馆：餐前讲卫生，点菜"六个一"

选择了一家合适的餐馆就餐，仅是降低饮食风险的一个方面，此外，消费者自身也应注意饮食卫生，进一步防范危险因素，保证安全。这就是餐前讲卫生，点菜做到"六个一"。

就餐前一定要洗手

人的双手每天接触各种各样的东西，会沾染多种细菌、病毒或寄生虫卵。因此，一定要养成餐前洗手的习惯，降低"病从口入"的风险。洗手方法要正确，才能保证洗手效果。先用流动的自来水打湿手，再涂抹洗手液或肥皂，双手相互搓洗至少20秒钟，然后彻底冲洗双手，最后用抹手纸抹干或烘手机烘干。

注意察看餐具卫生

就餐前要观察餐具茶具是否经过消毒，经过清洗并消毒的餐具茶具具有光、洁、干、涩的特点，未经过清洗和消毒的餐具茶具往往有茶渍、油污或食物残渣等污渍。如果桌上摆的是塑膜包装小餐具，要注意包装膜上是否标明餐具清洗消毒单位名称、详细地址、电话、消毒日期、保质期等内容。

点菜做到"六个一"

一般都有这样的经验，餐馆炒出来的菜肴，颜色鲜艳、质地厚重、香味扑鼻，这些都是烹调中加入不少添加剂的结果。如餐馆做出的虾仁亮晶晶、有弹性，可能是复合保水剂、乳化剂、保鲜剂和杀菌剂的共同作用。烧的牛肉很嫩滑，这是加了苏打粉的缘故。火锅怎么煮都是鲜红色，是玫瑰红 B 的功劳。油炸的食品香脆可口，是使用了含反式脂肪酸很高的油炸出的等。如果经常在餐馆进餐，难免过多摄入添加剂。为了减少多种添加剂的摄入，把饮食风险降低到最低限度，消费者在餐馆点菜，不妨按"六个一"的原则比较安全：菜色浅一点、香味淡一点、口味清一点、素菜多一点、品种杂一点、总量少一点。若发现菜肴的色、香、味异常浓烈，则须慎食。

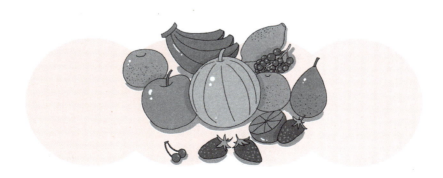

6 防范家庭饮食风险的 "三大纪律、八项注意"

家庭饮食对家庭成员的健康十分重要。家庭饮食安全除了要做好合理膳食、平衡营养，预防食源性慢性病外，预防家庭食物中毒也很重要。保证家庭饮食安全，主要做到"三大纪律、八项注意"。

三大纪律

◎合理贮藏食品，防止食品变质引起食物中毒。

◎科学烹调食物，减少营养成分损失和防止有害物质产生。

◎注意平衡膳食，做到均衡营养，保障身体健康。

八项注意

◎选购食品应该注意应到信誉好的食品店或超市购买定型包装食品。不要到无证摊贩处购买食品，也不要买"三无"食品。

◎注意看食品的标签、标志，重点要看生产日期、保质日期、产地、生产商、产品成分等内容。

◎仔细观察产品外包装：字迹模糊，出现错别字，偏色、套色误差大的产品很有可能是假冒伪劣产品。另外，包装破损的食品不要买。

◎尽量选购当季盛产的蔬菜水果。

◎采用无色无毒的塑料袋包装餐具、储存食品。

◎有条件的家庭，建议选购无公害蔬菜、绿色食品和有机食品，但要保证来源可靠。

◎对于高危人群包括老人、孕妇、儿童、体弱或者免疫力低下的人，其食品安全问题应该更加小心。

◎建议食物要多样化，不要经常都吃同样的东西。

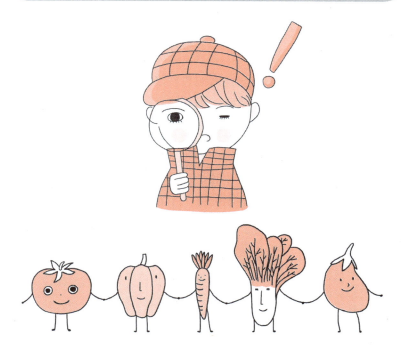

7 把好三关，预防细菌性食物中毒

　　我国各类食物中毒事件中，细菌性食物中毒占首位。根据细菌性食物中毒发生的三个基本条件，各种细菌性食物中毒的预防措施都要把好三关，就是防止食品的细菌污染关、合理保藏食品控制细菌生长繁殖关、食前充分加热灭菌关。

把好细菌污染关

　　加强对污染源或传染源的管理，做好牲畜宰前、宰后的卫生检验，防止感染沙门菌的病畜肉混入市场。对海鲜食品应加强管理，防止污染其他食品。严防食品在加工、贮存、运输、销售过程中被病原体污染。食品容器、砧板、刀具等应严格生熟分开使用，做好消毒工作，防止交叉污染。生产场所、厨房、食堂要有防蝇、防鼠设备。严格遵守饮食行业和炊事人员的个人卫生制度。坚持饮食服务就业体检和健康上岗制度，患化脓性疾病、上呼吸道感染和肠道传染病及带菌者，在治愈前不应从事接触食品的工作。

把好细菌繁殖关

　　细菌生长繁殖需要一定温度、湿度及其他适宜条件，如果改变这些条件，细菌的生长繁殖就会受到影响，甚至不能生存。例如，绝大部分致病菌生长繁殖的最适宜温度为 20~40℃，在 10℃以下繁殖减弱，低于 0℃多数细菌不能繁殖和产生毒素。抑制细菌生长繁殖的方法有低温保藏（包括冷藏和冷冻）、干燥与脱水、提高渗透压（包括盐腌和糖渍）、提高氢离子浓度（如醋渍和酸发酵法）、添加化学防腐剂等方法。而巴氏消毒（60~65℃，30 分钟）可杀死一般致病菌（不能杀灭细菌芽孢）、高温（如 115℃加热20 分钟或 130~135℃加热 3~4 秒）或辐照则可杀死包括芽孢在内所有细菌。家庭剩饭菜可放在阴凉通风处，放凉后冷藏。

把好食前加热关

这是防止细菌性食物中毒的一种可靠的方法。其效果与温度高低、加热时间、细菌种类、污染量及被加工的食品性状等因素有关，根据具体情况而定。如做肉食，为彻底杀灭肉中病原体，肉块不应太大，加热使内部温度达到 80℃，持续 12 分钟。水禽蛋类应 100℃煮 8~10 分钟。食品加热烹调中的灭菌安全与营养安全存在许多矛盾，如高温加热时间长有利于灭菌，但某些营养素会遭到破坏，也会影响食品的风味。这就要根据食品种类、污染情况、饮食习惯来运用适当的烹调技术，达到灭菌与营养双安全。

8 怎样挑选放心食品

要到持证的超市、商店等场所购买

选择到持有并悬挂《食品经营许可证》的超市、食品商店、大卖场以及规范的市场去采购食品，比较安全可靠，不要在无证食品摊点或马路摊点选购。《食品经营许可证》主要包括经营者名称、社会信用代码（身份证号码）、法定代表人（负责人）、经营场所、主体业态、经营项目、投诉举报电话、有效期限等内容。

要查看包装上信息是否明确

定型包装上或散装食品的显著位置上信息明确齐全、印制清晰的食品属于合格安全的食品，可放心购买；如果包装上信息含糊不清、印制模糊，则可能属于假冒伪劣制品，就不要购买。合格食品的包装上或散装的显著位置上应标明食品名称、配料表、生产厂家及地址、生产日期、保质期限、保存条件、食用方法、电话号码等内容，裱花蛋糕的生产日期应裱在产品表面。尽量不要购买保质期特别长的食品，因为这样的食品防腐剂可能较多。

要观察有无交叉污染

选购直接入口的食品时，要注意销售区域是否存在与非直接入口食品混放情况，如有则可能交叉污染，不安全。

要留意几种食品的证明或单据

如果选购以下食品，则须留意并索看其应有的证明或单据：

①肉与肉制品的肉品检疫合格证。

②散装熟食卤味品的熟肉送货单。

③豆制品的豆制品送货单。

要检查食品卫生质量

选购食品时，可用以下方法检查食品卫生质量。

看颜色	在自然光线下查看食品的色泽、形状，如发现色泽异常，与食品属性不符，如发绿、发红、发灰或暗褐色等，很可能是变质食品
闻气味	某些食品受污染后，品质发生改变，可产生特殊气味，如陈腐味、哈喇味、霉味、酒味及腐败臭味等
尝味道	必要时可用舌尖辨别有无异常味道
手触摸	用手触摸、按捏，某些食品变质后的组织状态发生变化，有变软、产生溢出物或发黏的现象

9 辨认食品"身份"，挑选安全食品

每种食品从厂家生产出来，都有它的"身份证"——食品标签。在挑选食品时，除了要注意包装上表示其质量安全档次的标志外，还要仔细辨认包装上的标签。《食品安全法》第六十七条规定预包装食品的包装上应当有标签。标签应当标明 9 项内容。

◎名称、规格、净含量、生产日期。

◎成分或者配料表。

◎生产者的名称、地址、联系方式。

◎保质期。

◎产品标准代号。

◎储存条件。

◎所使用的食品添加剂在国家标准中的通用名称。

◎生产许可证编号。

◎法律、法规或者食品安全标准规定的其他事项。

消费者可以通过食品名称、规格、净含量、生产日期，了解、判定、区别食品的质量特征，把握食品的新鲜程度；通过成分或者配料表来识别食品的内在质量及特性；生产者的名称、地址、联系方式的标注有助于消费者根据生产者的信誉度进行选择，出现质量问题便于消费者联系生产厂家；保质期可以表明食品的新

鲜程度，让消费者在有效期内购买、食用；产品标准代号可以反映食品质量特性及产品依据标准。

标注生产许可证编号便于消费者查询，使消费者能够放心购买；标签应当标明所使用的食品添加剂在国家标准中的通用名称，能够让消费者看懂并了解。法律、法规或者食品安全标准有规定必须标明的其他事项还要特别标明。对于专供婴幼儿和其他特定人群的主辅食品，其标签中还应当标明主要营养成分及含量。

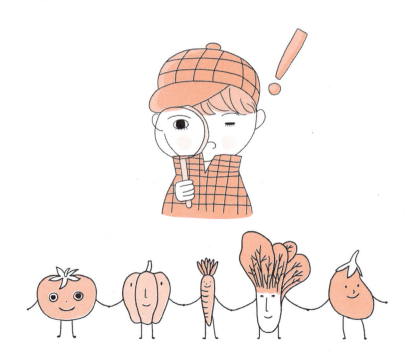

10 选购大米怎样鉴别新、陈、优、劣

大米是我国的主食之一。大米有籼米、粳米和糯米三类。大米品种较多、风味各异，但对其质量的鉴别方法基本相同。选购大米时，除了查看水分含量、有无杂质及生虫情况外，主要须鉴别是新米还是陈米及质量优劣。

辨别新米陈米

新米米粒有光泽，透明度好，有大米固有的清香味。手抓滑爽。米粒的腹部、基部、胚芽能保留部分或绝大部分。腹白（米粒上呈乳白色的部分）很小。米饭油润可口、黏性好、味清香。陈米米粒没有胚芽，光泽较暗，透明度差，手抓大米时会粘上糠粉，有陈米味。米饭口味较差，腹白大的米黏性差。如有霉变，可闻到霉味。

辨别米质优劣

优质大米　色青白，有光泽，半透明。米粒均匀，坚实丰满，粒面光滑完整，很少有碎米，无爆腰（米粒上有裂纹），无腹白（腹白是由于稻谷未成熟，糊精较多而缺乏蛋白质），无虫，不含杂质。具有正常大米清香味，滋味微甜，无异味。

次质大米　色泽呈白色或淡黄色，透明度差或不透明，米粒大小不均，饱满度差，碎米多，有爆腰和腹白，粒面发毛、生虫，有杂质。清香味不明显或无味。

劣质大米　霉变的米粒表面呈绿色、黄色、灰褐色、黑色等。有结块、发霉现象，表面有霉菌丝，组织疏松。闻之有霉变气味、酸臭味、腐败味或其他异味。口尝有酸味、苦味或其他异常滋味。

掺假大米　要注意识别不法商贩将陈米、霉变大米或有害物质非法掺入伪装出售的大米。如用色素染绿大米，称其为"绿色食品"欺诈消费者；用工业白蜡油、甚至用有毒的矿物油"抛光"大米冒充优质大米，坑害消费者。

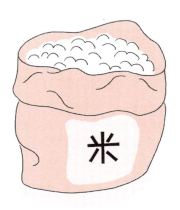

11 如何选购面粉

面粉按性能和用途分为专用面粉（如面包粉、饺子粉、饼干粉等）、通用面粉（如标准粉、富强粉）、营养强化面粉（如增钙面粉、富铁面粉、"7+1"营养强化面粉等）。按精度分为：特制一等面粉、特制二等面粉、标准面粉、普通面粉等。按筋力强弱分为：高筋面粉、中筋面粉及低筋面粉。

选购面粉时，可用看、闻、捏、认等四法鉴别其质量。

看颜色

面粉的自然颜色为乳白色或微黄色。面粉颜色不是越白越好。颜色过白，可能有以下几种原因：一是像精制、高筋面粉这类制品，加工精细，颜色细白，虽然口感好、易消化，但维生素等营养成分损失较多，长期以此为主食，易导致维生素缺乏症。二是若颜色惨白或灰白，很可能为过量使用增白剂所致。

面粉增白有两种情况。

> ①过量添加增白剂过氧化苯甲酰，此增白剂过去虽为国家标准允许使用，但不得过量使用，否则不仅破坏面粉中维生素A、维生素B等营养素，而且其分解产物苯甲酸进入肝脏代谢，长期食用可致维生素缺乏及肝脏功能损害。

②非法使用"吊白块"（即甲醛次硫酸氢钠），它是毒性很大的漂白剂，国家早已明令禁用，非法使用吊白块可使面粉变得很白，冒充高档面粉出售，牟取暴利。选购时尽量选购标明"不加增白剂"的面粉。另外，混有少量麸星的面粉，虽然看相较差，但营养价值较高。

闻气味

正常面粉具麦香味。若一开袋就有漂白剂味道，则为增白剂添加过量；或有异味或霉味，表明面粉遭到污染，已经变质。

捏水分

用手抓取面粉时手心有凉爽感，如握紧成团不易散开，则为水分超标。

认品牌

从标志和标签认准品牌，选购名牌产品或知名大企业产品，质量较为安全可靠。如有腐败味、霉味，颜色发暗、发黑或结块的现象，说明面粉储存时间过长，已经变质。

12 如何挑选蔬菜

选择适当的市场

到管理规范、进货渠道正规、设有检测点的大型超市、农贸市场选购蔬菜，不要购买无证的流动摊贩销售的蔬菜，因为这类销售的蔬菜，往往种植面积小、周期较短，农药残留较高。

选择适时的蔬菜

可以把本地区一年四季各季主要时令蔬菜列一个表，按"季节菜表"选购，按季吃菜，顺应自然，比较安全。

选择外观正常的蔬菜

任何农产品都具有它本来的"长相"，如果某种蔬菜、瓜果长得怪模怪样，或者个头异常硕大，或者颜色鲜艳抢眼，这很可能是栽培过程中，使用了某些保花保果剂以及催熟激素之类的农药。某些农药污染也可以使蔬菜变相，例如，菜市场上有一些韭菜很粗、颜色很深，就是高浓度农药造成的；还有一些蔬菜的叶子摸起来手感很滑腻，这很可能是在打农药时加了洗衣粉，因为洗衣粉可以帮助喷洒在蔬菜上的农药扩散。有的蔬菜表面残留有药斑，或闻起来有刺鼻的药味，等等。这类外观异常的蔬菜，最好不购买。

选择污染较轻的蔬菜

污染蔬菜的主要是农药与化肥。以农药来说，一般农药污染较严重的蔬菜品种主要有芹菜、韭菜、油菜、菠菜、小白菜、大白菜、圆白菜、豇豆、花菜、鸡毛菜、黄瓜、甘蓝、茼蒿、香菜和茄子等。而农药污染较轻的蔬菜品种主要有茄果类蔬菜，如青椒、番茄等；瓜果类蔬菜，如冬瓜、南瓜等；嫩荚类蔬菜，如芸豆等；鳞茎类蔬菜，如葱、蒜、洋葱等；块茎类蔬菜，如土豆、山药、芋头等。

上述这些建议也适用于安全选购无公害水果。

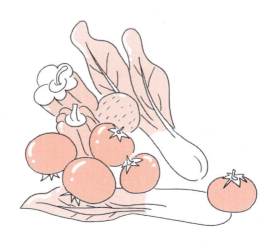

13 买肉要"三当心"

当心病死肉——认识病、死畜肉的特征

主要从色泽、组织状态和血管三方面鉴别。

看色泽 健康畜肉的肌肉色泽鲜红，脂肪洁白（牛肉为黄色），具有光泽；死畜肉的肌肉色泽暗红或带有血迹，脂肪呈桃红色。

查验组织状态 健康畜肉的肌肉坚实致密，不易撕开，有弹性，用手指按压后可立即复原；死畜肉的肌肉松软，肌纤维易撕开，肌肉弹性差。

看血管状况 健康畜肉全身血管中无凝结的血液，胸腹腔内无淤血；死畜肉全身血管充满了凝结的血液，尤其是毛细血管中更为明显，胸腹腔呈暗红色，无光泽。病、死畜因细菌感染而急宰或中毒死亡，其肉不可食。

当心注水肉——验"水"方法有多种

如怀疑是注水肉，有多种简便验"水"方法选用，将肉放在

肉案上，案面有流水或水珠；正常肉色粉红，注水肉表面色淡且有水渍；用手按压压痕中可见渗水；用刀将肉切开深口，稍后切口有水渗出；用吸水性强的纸片贴在肉的新鲜断面上，纸片很快湿润，稍后揭下纸片用火烧，如果不易着火或火焰微弱，则为注水肉，若纸片很易着火，且火焰旺盛，则非注水肉，等等。目前已使用较为准确的测水仪器。

当心瘦肉精——这种肉"瘦"得很特别

含瘦肉精（盐酸克伦特罗）的肉有明显特征：正常猪肉色淡红或粉红，瘦肉精肉颜色特别鲜红、光亮，肥肉太少、瘦肉太多；正常的肉，皮与瘦肉之间的脂肪层（即肥肉）较厚，约为 2 厘米左右，而含瘦肉精的肥肉通常不足 1 厘米；且瘦肉与肥肉之间有黄色液体。正常猪肉的肉质好，弹性好，含瘦肉精的肉则较疏松，切成小片不能立于案上。

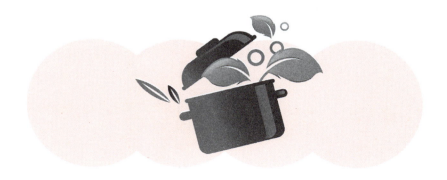

14 怎样判定禽肉宰前是活是死

　　禽肉或烧熟的禽肉（如烧鸡），如果是来自健康活禽，食用较为安全；如果是死禽，这种禽肉可能携带病菌或病毒（中毒死的会带有毒物），食用后就会增加风险。因此，选购禽肉和烧鸡时需要进行鉴别。

健康禽肉与死禽肉主要有四点比较

放血切口比较	健康禽肉的切口不整齐，放血良好，切口周围组织有被血液浸润现象，呈鲜红色；死禽肉的切口平整，放血不良，切口周围组织无被血液浸润现象，呈暗红色。
皮肤比较	健康禽肉的表皮色泽微红，具有光泽，皮肤微干而紧缩；死禽肉的表皮呈暗红色或微青紫色，有死斑，无光泽。
脂肪比较	健康禽肉的脂肪呈白色或淡黄色；死禽肉的脂肪呈暗红色，血管中淤存有暗紫红色血液。

| 胸肌、腿肌比较 | 健康禽肉的胸肌、腿肌切面光洁，肌肉呈淡红色，有光泽、弹性好；死禽肉的胸肌、腿肌切面呈暗红色或暗灰色，光泽较差或无光泽，手按在肌肉上会有少量暗红色血液渗出。 |

烧鸡的鉴别

鉴别烧鸡是不是用病、死鸡做的，也主要有四点比较。

看眼睛	烧鸡的双眼如呈半睁半闭的状态，则是正常屠宰的鸡。病死或毒死的鸡，双眼都是闭上的。
看眼眶	正常屠宰的鸡，眼眶饱满，眼球明亮，鸡冠色红而湿润，血线均细、清晰。相反，病、死鸡的眼眶会下陷，鸡冠干瘪。
闻气味	健康的鸡屠宰时会放净鸡血，所以烧鸡用鼻闻，具有鸡的鲜香味。如果鼻闻有异味，说明是用病、死鸡加工或是存放时间已久的不新鲜的制品。
观皮下肉色	用筷子或小刀挑开一块鸡皮观察，如果鸡肉呈白色或乳白色，一般是健康鸡烧制的。如果鸡肉呈红色、紫红色、黄色等，便可能是病鸡或毒死的鸡烧制的，这是因为病、死鸡没有放血或放血不尽，有大量的血液留在鸡肉内所致。

15 安全选购腌制肉食品要看三点

腌制肉品是人们经常购买的食品，如香肠、腊肉、板鸭等，普遍受到大众的欢迎，但腌制肉品不是健康食品，仅是风味食品，宜少吃。因腌制肉食品使用添加剂的种类较多，贮存时间较长，加之质量参差不齐，所以选购时主要看准三点。

看包装及标签

包装产品要密封，无破损，不要购买来历不明的散装腌制品。要辨认包装上的标签，标签应注明产品名称、厂名、厂址、生产日期、保质期、贮藏条件、执行的产品标准、配料表、净含量以及产品质量安全标志等。不要购买"三无"产品。

看是否过度使用添加剂

国家标准允许在腌制肉制品过程中使用桂皮、八角、草果、茴香和花椒等香料，具有着色、赋香、抑臭、抗菌、防腐和抗氧化的功能，还具有特殊的生理和药用价值。也允许限量使用亚硝酸盐，最大使用量是 0.15 克 / 千克，残留量 ≤ 30 毫克 / 千克。亚硝酸盐的主要作用是保持瘦肉组织的色泽，赋予肉制品鲜亮的红色，产生腌肉制品的独特风味，抑制多种腐败菌群生长。限量使用是安全的，但如果经常食用超标使用硝酸盐或亚硝酸盐的腌制肉食品，对健康有损害，若一次大量摄入亚硝酸盐可致急性中毒。

看有无变质

从产品外观看，质量好的腌肉制品色彩鲜明，有光泽，肌肉呈鲜红色或暗红色，脂肪透明或呈乳白色，表面无盐霜、干爽、有弹性，肥肉金黄透明；质量差的腌肉制品肌肉灰暗无光，脂肪呈黄色，表面有霉点，肉质松软，指压后凹陷不易恢复，肉表面有黏液，有哈喇味，不可购买。

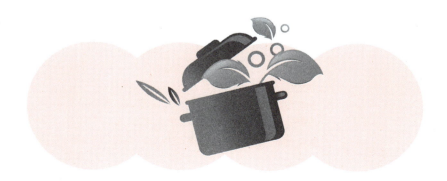

16 买水产品要活、鲜、净

淡水鱼要买活的

　　鲫鱼、花鲢鱼等都是人们选购较多的淡水鱼。淡水鱼最好买活的无病的。健康的活鱼喜在水下层游动，轻拍水面，即刻受惊；捉到手上挣扎有力；鱼体光滑，鳞片完整，体表有透明的黏液，无病斑；而游动缓慢，嘴贴近水面，尾巴下垂，甚至横漂在水面上，则是快死的鱼。如果鱼体表局部充血，有红斑或肌肉腐烂成小坑，鱼鳃鳃丝参差不齐，色发白，黏液增多，则可能是已染病的鱼。

鱼、虾、蟹要新鲜

鱼

● 摸鱼体：新鲜鱼表面黏液丰富发滑，海水鱼有咸腥味，淡水鱼有土腥味；不新鲜的鱼表面黏液少而发涩，闻有臭腥味。

● 看鱼鳞：新鲜鱼鱼鳞较多，完整，表面发亮，不新鲜的鱼鱼鳞不完整易脱落，表面发暗。

● 看鱼鳃：新鲜鱼鱼鳃是鲜红的，不新鲜的鱼鳃是暗褐或绿褐色，发黏。

● 看鱼肚：新鲜鱼鱼肚完整无破损，不新鲜的鱼鱼肚有少量黑状物溢出，有的鱼肚裂损。

● 看鱼眼：新鲜鱼眼珠亮而且微有凸起，不新鲜的鱼眼珠下凹而无光。

虾

新鲜虾的虾体清洁，外壳半透明有光泽，虾黄呈自然色；虾头与虾体连接紧密牢固，头胸部与腹部连接膜无破裂。体表色泽鲜亮，河虾呈紫青色，清晰透明，海虾呈黄色、青色、淡红色，虾肉坚实、有弹性，尾节弯曲性强，有虾腥味、无臭味。不新鲜的虾，虾头与虾体连接不牢易脱落，肌肉发黏发红，无弹性，有臭味。

蟹

活蟹反应机敏，动作快速有力。新鲜海蟹呈青褐色，有光泽，腹白色，脐上部无印迹，蟹黄呈凝固状，蟹肢与蟹体连接牢固，呈弯曲状，蟹鳃微黄色，肌纤维清晰，呈束状。不新鲜的海蟹呈灰白色或暗黄色，脐上部有淡褐色印迹，腹部由乳白色变为微黄色，蟹黄散黄，可有灰黑色斑点，且有异味，肢体连接不牢易脱落，肢体不弯曲，蟹鳃灰白发黏。

不买污染的鱼

生长在被污染水域的鱼类，可能带有化学性和生物性污染物，误食后可引起中毒或感染。选购时注意辨认。遭受污染的鱼，其形状异样，头大尾小，脊椎骨弯曲变形，尾部发青，眼睛浑浊、无光泽，甚至鼓出，鱼鳃粗糙，呈暗红色，闻之无正常鱼腥味，而散发其他异味，如氨味、火药味、煤油味、大蒜气味等。

17 怎样鉴别禽蛋的新鲜度

看蛋壳

首先看蛋壳。新鲜蛋蛋壳表面光洁，颜色鲜明，壳上附着一层白霜，无裂纹。陈蛋的蛋壳比较光滑，蛋壳稍暗，但未变质，仍可食用。霉蛋蛋壳表面有霉点或霉斑，多有污物。若为臭蛋，因其蛋的内容物已经腐败变质，蛋壳较滑，色泽灰暗（发乌），并有臭味，不可食用。

摸手感

蛋的质地主要靠手感。新鲜蛋拿在手中有"压手"的感觉。次劣蛋由于在贮藏过程中，时间较长，营养成分及水分不断地损失，内容物减少，所以分量较轻，无"压手"感。次劣蛋蛋壳表面发涩。孵化过的蛋外壳发滑，手感更轻。

听响声

把蛋靠在耳边摇摇，有响声的是陈旧蛋，新鲜蛋一般不响。还可将3个蛋拿在手里滑动轻碰，好蛋发出的声音似砖头碰撞声，若发出其他声音则说明蛋不新鲜。

用光照

利用日光或灯光进行照看。以左手握成窝圆形，右手将蛋的末端放在窝圆形中，对着光线透视。蛋内透明的是新鲜蛋，模糊或内有暗影的是次劣蛋；次劣蛋包括贴壳蛋、散黄蛋、霉蛋、臭蛋。在市场选购时，可带一电筒，按此法检查蛋的新鲜度。

有条件或必要时，可配制 10%~20% 的食盐水，把蛋放在食盐水里，新鲜蛋立即下沉，不太新鲜的蛋下沉较慢，很陈旧的蛋上浮。

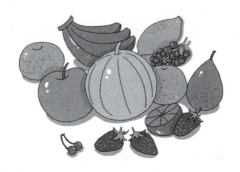

18 怎样选购优质豆制品

豆制品品种很多，如豆腐、豆腐脑、豆腐干、千张、腐竹、臭豆腐等。选购好的豆制品，要掌握以下原则和方法。

豆制品选购原则

最好到有冷藏保鲜设备的副食商场、超级市场选购。

> ◎真空袋装较散装安全：真空袋装豆制品要比散装的豆制品卫生，保质期长，携带方便；要查看袋装豆制品是否标签齐全，选购生产日期与购买日期接近的产品。

选购真空抽得彻底的完整包装。

豆制品要少量购买，及时食用，最好放在冰箱里保存，如发现豆制品表面发黏时，就不要食用。

常见豆制品选购方法

选购豆腐

优质豆腐呈均匀乳白色或微黄色，稍有光泽。豆腐块完整，软硬适度，有弹性，质地细嫩，结构均匀，无杂质，有豆腐特有的香味，口感细腻清香。次质豆腐有豆腥味、馊味等异味，口感粗糙。劣质豆腐块形不完整，触之易碎，无弹性，有杂质，表面发黏。过于死白的豆腐，可能使用了漂白剂。

选购豆腐干

优质豆腐干表皮乳白色或浅黄色，有光泽，质地细腻，边角整齐，有弹性，切开时挤压不出水，无杂质，有豆香味，咸淡适口，滋味纯正。相反，凡色泽深黄或略发红，没有光泽或过于光亮，质地粗糙，且边角不齐或缺损，弹性差，表面黏滑，切开时粘刀，切口处可挤出水珠，有馊味、腐臭味、酸味或其他不良气味的豆腐干，则属次质或劣质制品。

选购干张

优质千张呈白色或微黄，有光泽感，色泽均匀，结构紧密细腻，有韧性，不粘手，无杂质，并有豆腐固有的清香味，口感纯粹，无异味感。次质或劣质千张则色泽灰暗，深黄而无光泽，颜色不均，韧性差，表面发黏，闻有酸臭味或腐臭味。

选购腐竹

优质腐竹颜色淡黄，表面光亮，一般为枝条或片叶状，质脆易折，无霉斑、杂质、虫蛀，口感纯正，且有腐竹固有的香味。而劣质腐竹色呈灰黄、深黄或黄褐色，无光泽，有霉斑、杂质，闻有霉味、酸臭味等不良气味。

选购臭豆腐干

要"一看、二嗅、三掰"来判断是否是优质产品：首先看泡臭豆腐干的水，用于制作臭豆腐干的臭卤水应呈青黑色，而不是墨黑色。如果黑得像墨水一样，则不正常（很可能是硫酸亚铁配置的卤水）。其次闻，优质臭豆腐干应具有辛香料和植物料发酵后的香气，有鲜味、无酸味，咸淡浓度适中。如果臭味很刺鼻，则可能是加入氨水。最后掰开豆腐干看一看，里面是否较白，如果颜色灰暗则非正常发酵制品。

19 鲜牛奶、奶粉和酸奶选购窍门

牛奶和奶制品的潜在安全隐患主要是微生物污染、滥用添加剂和掺假等问题。在选购时主要需鉴别常温牛奶质量、牛奶的新鲜度和奶制品的真假优劣。

常温奶也要识别质量安全

市场上销售的主要是超高温瞬时灭菌牛奶（即常温下贮藏的牛奶）。选购时除了要到合格的大市场选购外，还要看看包装是否完好无损，标签内容是否齐全，特别注意保质期。捏一捏包装质感，如有很硬的感觉，可能存在变质情况。

怎样鉴定牛奶新不新鲜

新鲜牛奶为呈乳白色或微黄色的均匀胶态流体，无沉淀、无凝块、无杂质、无黏稠、无异味。新鲜牛奶含有糖类和挥发性脂肪酸，因而略带甜味和清香纯净的奶香味。将牛奶倒入杯中晃动，奶液易挂壁。滴一滴牛奶在玻璃上，乳滴呈圆形，不易流散。煮沸时无凝结和絮状物。如果奶液稀薄、发白，香味降低，不易挂壁；或滴在玻璃片上，乳滴不成形，易流散，则是掺水奶。如煮沸后稍凉，表面出现豆腐花状凝结或絮状物，表明牛奶不新鲜或已变质。

注意真假奶粉鱼目混珠

鉴于掺假奶粉、劣质奶粉等食品安全事件时有发生，而且奶粉又是众多婴幼儿的主要辅助食品，其安全性事关重大，所以选购奶粉时要仔细鉴别，谨防鱼目混珠上当受骗。

看包装	合格的奶粉包装上标签印制清晰，应标明产地、厂名、厂址、商标、成分、食用方法等项目。包装应完好无损，无漏粉现象
试手感	袋装奶粉，用手捏住奶粉包装袋来回摩擦，真奶粉质地细腻，发出"吱吱"声音。而假奶粉拌有糖，颗粒粗，发出沙沙流动声
辨颜色	真奶粉呈天然乳黄色，为干燥粉末，颗粒均匀无结块；假奶粉颜色较白，细看有结晶，或呈漂白色，或有不自然的颜色
闻气味	打开包装袋，真奶粉有牛奶特有的乳香味。假奶粉乳香甚微，甚至没有乳香味。若带有陈腐味、霉味、酸败味、苦涩味或腥味等，表明是劣质或变质奶粉
尝味道	真奶粉细腻发黏，易粘住牙齿、舌头和上腭部，溶解较慢，且有无糖的甜味。假奶粉放入口中很快溶解，不粘牙，甜味浓
看溶解速度	把奶粉放入杯中用冷开水冲，真奶粉须经搅拌才能溶解成乳白色混悬液。用热水冲泡时，有悬浮物上浮现象，搅拌时粘住调羹，无杂质，静置5分钟后无沉淀。假奶粉冷开水冲时，不经搅拌即能自动溶解或发生沉淀。用热开水冲时，溶解迅速，无天然乳汁香味和颜色，常出现水乳分离现象，有大量沉淀，甚至有杂质附壁

选购酸奶五注意

酸牛奶简称酸奶，是细菌发酵食品。是以牛乳或复原乳为主要原料，添加或不添加辅料，经巴氏杀菌后，加入乳酸菌菌种，保温发酵制成的牛奶食品，具有很高的营养价值和多种生理功能。选购质量好的酸奶有以下 5 点注意事项。

◎要选择规模较大、产品质量和服务质量较好的知名企业的产品。

◎酸奶可分为纯酸奶、调味酸奶、果汁酸奶，购买时要仔细看产品包装上的标签，特别是配料表和产品成分表。

◎要认真区分是纯酸奶还是酸牛奶饮料（如调味酸牛奶、果汁酸牛奶等），酸牛奶饮料的蛋白质、脂肪的含量较低，一般都在 1.5% 以下，所以选购时要看清产品标签内容。

◎消费者在食用时应仔细品尝，优质的酸奶应具有的酸牛乳特有的气味，无酒精发酵味、霉味和其他不良气味。

◎由于酸牛奶产品保质期较短，一般少于 1 个月，且需在 2~6℃温度下保存，因此选购酸牛奶应少量多次。

20 抓住色香味，选购调味品

选购调味品，总原则是要求看准其包装或瓶子上的标签，选购正规厂家、标签明晰、认证标志清楚的产品。因为调味品的主要品质在于其色、香、味，并兼有一定的营养价值。因此，下面主要介绍如何利用各种调味品固有的色、香、味性状来鉴别其优劣的方法。

酱油

味道	口尝味醇厚适口，滋味鲜美，无异味的为优质酱油；生抽酱油味道较淡，味较鲜；老抽酱油味道较浓，鲜味较低。如尝有酸、苦、霉、涩等不良味道，是劣质酱油
颜色	正常酱油为红褐色，品质好的颜色会稍深一些，应无沉淀、无浮膜。生抽酱油颜色较浅，老抽颜色较深。但如果颜色太深，甚至近乎墨色，则表明其中加了焦糖色素，香气、滋味就会差一些。因此，酱油颜色不是越深就越好。如果色浅，不浓稠，香气和鲜味很淡，甚至没有，可判断为掺水。如果酱油掺入大量食盐，可增加其浓稠和色调，但尝之味苦涩
香气	传统酿造酱油散发脂香气，但现大多为勾兑酱油，脂香气不明显。如果闻有臭味、煳味、异味等，都是不正常的

125

醋

味道	选购醋应把尝味放在首位。蘸一点醋口尝，好醋酸味柔和、醇厚、香而微甜，入喉顺滑不刺激。由冰醋酸勾兑的醋味道则比较涩，劣质醋甚至明显有"扎嗓子"的感觉。同时要注意标签上注明的总酸度，即醋酸含量。对酿造醋来说，醋酸含量越高说明食醋酸味越浓，比如总酸度6%的就比3%的好。购买时，食醋标签上标明总酸含量在5%以上的，通常不需要添加防腐剂
颜色	优质醋呈棕红色或褐色（米醋为玫瑰色、白醋为无色）。认为好醋的颜色应该比较深，这是一个误区。醋的优劣并非取决于其颜色深浅，而是看它颜色是否清亮，有没有过量的悬浮物和沉淀物。质量差的醋颜色可能会过深或过浅，且有不正常的沉淀物；但冰醋酸勾兑的醋，颜色却清亮，这是购买时要注意的。没有加增稠剂和焦糖色素的醋，质地浓厚、颜色浓重的品质较好，不必追求透明。而由淀粉、糖类发酵的醋，因含有丰富的营养物质，瓶底会有薄薄一层沉淀物，食用时不必担心
香气	好醋有浓郁的醋香，在酸味之余，能闻到粮食、水果发酵后的香味，熏醋还会有熏制的香气。而质量较差的醋往往醋味较淡或酸味刺鼻

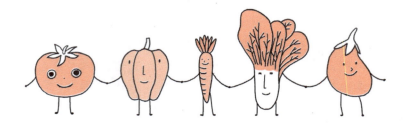

味精

味道	优质味精品尝起来，有冰凉感，有明显浓烈的鲜味，且有点鱼腥味，无明显咸味，易于溶化。如果口尝有苦、咸或涩味而无鲜味及鱼腥味，说明掺入了食盐、尿素、小苏打等物质。如果尝后有冷滑、黏糊之感，并难溶化，可能掺入了石膏或木薯淀粉。如尝有甜味，则是掺入了白糖
颜色	优质味精为洁白、有光泽、基本透明的晶状体，呈大小均匀的长形颗粒，颗粒两端为方形，无杂质，无其他不均匀的颗粒物质。如混有不透明、不洁白光泽的颗粒，则可能是掺假物质
香气	优质味精闻起来无气味、无异味。如有异味则可能有掺入了其他物质

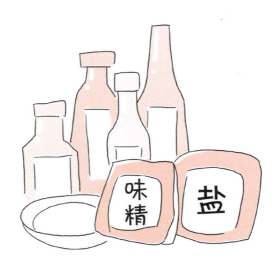

21 选购白酒"五看一闻"

　　白酒不是健康饮品，饮酒仅是一种饮食文化现象。为了保证饮酒安全，除了不要过量饮酒外，酒的质量是很重要的因素。选购白酒要防范假酒、劣质酒。市场上常可遇到采用非法手段勾兑出来的假酒、劣质酒。因此，选购白酒时要注意"五看一闻"。

一看瓶型	许多名酒有独特的瓶型，如茅台为白色圆柱形玻璃瓶，瓶子质地优无杂质；五粮液瓶型有鼓形(俗称萝卜瓶)、麦穗形两种，瓶子用料细，制作精，瓶底圆形，周围有规则的凸出条纹。
二看标签	正品白酒标签印制精美，纸质优良，字体清晰，色泽均匀，图案套色准确，有的在包装盒或瓶盖上使用了激光全息防伪图案。假酒的商标标签印制粗糙、色泽不正、图案模糊。
三看瓶盖	国家认可公布的名牌白酒瓶盖为统一的铝质金属防盗盖，盖体光滑、形状统一、对口严密、开启方便。假酒瓶盖不严，倒看往往有滴漏，盖口不易扭断。
四看包装	正品名酒包盒印制精细、接缝严密、松紧均匀，有的瓶盖有塑料膜包裹且十分严密。

五看清浊	清澈透明无沉淀，震摇后酒花消失缓慢为优质酒；若有沉淀、甚至有漂浮物，酒花密集上翻，则可能是劣质酒。
一闻	倒一点酒在手上摩擦片刻，闻其气味清香者为上等酒，气味甜者为中等酒，气味苦臭或有其他异味者为劣质酒。

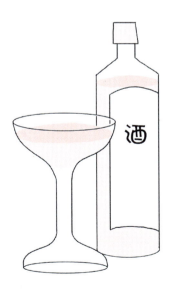

22 蔬菜水果正确清洗处理可降低农药残留

在本篇"12 如何挑选蔬菜"中谈到要挑选污染较轻的蔬菜。目前，在我国加大对食品安全监管形势下，蔬菜水果农药残留状况已经有很大的改善。一是农作物生产几乎都是使用高效低毒低残留农药；二是农贸市场产品农残检测合格率在明显提升，近几年来，农残合格率都超过 95%，如 2014 年，我国蔬菜水果农残合格率是 96.3%，畜禽产品是 99.7%，水产品是 95%。2015 年第二三季度蔬菜水果农残合格率是 97%。只要农药残留在国家标准范围内，农产品就是安全的。

尽管大多数蔬果农残符合国家标准，残留量也不足以损害健康，但蔬菜水果都是新鲜食用，残留农药如进入身体，还是要通过肝、肾代谢。因此，买回的蔬菜水果仍然需要适当处理和清洗，尽量避免或减少农残的摄入。

常用方法有：

放置	一些耐储藏蔬菜如白菜、黄瓜、西红柿等，买回后可以先放几天。因为空气中的氧与蔬菜中的酶对残留农药有一定的分解作用。放置过程，随着时间的延长农残不断地降解。

清水浸泡洗涤	有机磷类、拟除虫菊酯类农药在水中可部分水解。叶菜及瓜茄类（对包心类蔬菜，可先切开，但不要切碎）在烹调前，用清水浸泡10分钟后，再用清水冲洗3～5分钟，即可除去蔬菜上80%左右的农残，这是较为简便有效的清除农残的方法，一般无需用碱水、盐水、淘米水等清洗，更不适合用洗涤剂（如洗洁精）洗；用一种化学合成物质去清除蔬菜上另一种化物质（农药）的方法不可取。
去皮	根茎类蔬菜以及苹果、梨、柑橘等水果表皮上的农残量一般高于内部组织，食前清洗后再削皮、剥皮是清除农残的好方法。
烹调	经过浸泡、洗涤、去皮等处理后再切碎烹调，即使渗透到菜叶、根茎内部还有很少量的农残，最后经高温烹调，则可使那一点农残更快地分解破坏了。

因此，在日常饮食中，我们把蔬菜和水果如上做了一番"卫生大扫除"再入口，可以说不用担心蔬菜水果农药残留的安全问题了。

23 家庭怎样合理保藏食品

　　家庭合理保藏食品，对降低食物中毒风险是十分重要的。家庭采购食品应尽可能吃多少买多少，保持食品新鲜。但是，难免会有剩余。剩余食品可用以下方法保藏，防止食品腐败变质，延长食品的食用期限。

低温保藏

　　家庭食品低温保藏使用最为普遍的是冰箱保藏。低温可以抑制食品中微生物的繁殖速度，减慢食品中的一切化学反应（如酶的活性）速度，但不能杀灭微生物。食品在10℃以下保存时可使微生物对食品的作用大为降低，0℃以下微生物对食品的分解作用基本停止。但在低温下，食品中脂肪仍不能避免酸败变质，只有在 –20℃以下时，分解脂肪的解脂酶才基本停止活动。因此，普通家庭用冰箱保存食品并不是保险箱。家用冰箱低温一般为 0~4℃。一般情况下，肉类在 4℃可存放数日，0℃可存放 7~10天，–10℃以下可保存数月。但鱼肉和奶制品，由于自身酶系统或微生物的作用，很易变质，必须在 –30~–25℃冰冻保存。水果、蔬菜可在 0~4℃中冷却贮存。

　　食品冷藏前，尽量保持新鲜，减少污染，以延长保存期限。长期冷藏的食品应定期检查质量，注意有无脂肪酸败迹象，尤其是鱼、肉、脂肪变黄时，应及时处理。

加热保藏

烧煮能杀死食品中绝大部分细菌，破坏食品中酶类，防止食品腐败变质。烧煮熟的饭菜，若保存不当，也易受细菌污染，所以未吃完的饭菜，隔顿隔夜一定要回锅煮透（尤其夏季），杀死再次污染的细菌，否则易发生食物中毒。

脱水保藏

食品中水分含量降至一定限度，微生物就难以繁殖，酶的活性受到抑制，从而可防止食品腐败变质。一般使微生物不能生长繁殖的食品水分含量，真菌低于 13%，细菌 10% 以下，酵母为 20% 以下。家庭常用脱水方法为晒干、阴干两种。梅雨季节来到之前，红枣等一类干果，日光下晒一晒，然后放入干燥瓮内，密封，能延长保存时间。

盐腌保藏

食品中食盐含量在 8%~10% 时大部分微生物停止繁殖，但不能杀死。杀死微生物盐的含量要高达 15%~20%，并需腌制数天。盐腌方法是提高渗透压，使微生物细胞脱水而死亡。

糖渍保藏

　　糖渍保藏食品，也是提高渗透压抑制微生物生长繁殖的方法。但糖的浓度必须在 60%~65% 才能有防腐作用。由于糖渍食品容易吸收空气中水分，因此，糖渍食品贮存必须注意密封和防潮，否则食品仍易变质。

醋渍和酸发酵法保藏

　　醋渍法是向食品中加食醋，酸发酵法是利用乳酸菌和醋酸菌等发酵产酸来防止食品腐败变质，家庭常用此类方法泡制蔬菜、黄瓜等。

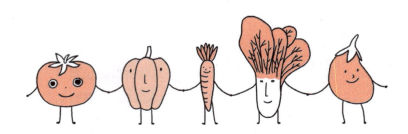

24 正确选择和服用保健食品的方法

随着我国居民生活水平不断提高和市场经济快速发展，人们对保健食品的需求也在不断增长。选择和服用保健食品，达到应有的保健效果以及保证安全，需要对保健食品知识以及正确选择的方法；有一个基本了解。

什么是保健食品

保健食品是指能调节人体生理机能，有特定保健功能的食品，故又称为功能性食品，只适合特定人群使用，不以治病为目的。保健食品有两点基本要求：一是安全性。就是服用后不得对人体产生急性、亚急性或者慢性危害。二是功能性。就是保健食品通过科学组方，服用后能够调节人体生理功能，或纠正某些营养缺乏，起到增强机体活力，达到强身健体，防病保健作用。

保健食品有哪些种类

保健食品按照食用目的可以分为两类：一类是以调节人体功能为目的的功能类产品；另一类是以补充维生素、矿物质为目的的营养素补充剂类产品。

根据对保健食品声称的功能，主要可分为以下十多种：辅助改善生长发育的；辅助增强机体免疫功能的；辅助降低血糖的；辅助调节血脂的；辅助降血压的；辅助改善胃肠功能的；辅助减肥保健的；辅助增加骨密度的；辅助改善营养性贫血的；辅助改善视力的；辅助改善记忆的；辅助改善睡眠的；以及有利于延缓衰老、美容、泌乳、抗氧化、抗疲劳、抗辐射等保健食品。

国家对保健食品有什么规定

国家对保健食品生产销售实行产品申报、审核、注册、监管等管理制度。在《食品安全法》中明确规定："保健食品声称保健功能，应当具有科学依据，不得对人体产生急性、亚急性或者慢性危害。""保健食品的标签、说明书不得涉及疾病预防、治疗功能，内容应当真实，与注册或者备案的内容相一致，载明适宜人群、不适宜人群、功效成分或者标志性成分及其含量等，并声明'本品不能代替药物'。保健食品的功能和成分应当与标签、说明书相一致。"此外，国家对可用于保健食品的物品名单规定，也有相应的法规。

对保健食品认识的误区

保健食品能治病：有的消费者盲目相信广告宣传，误认为保健食品能治病，混淆保健食品与药品的界限。药品是用于预防、治疗、诊断疾病的，并明确规定有适应证或功能主治、用法和用量的物质；而保健食品的本质仍然是食品，虽对人体某种机能有调节作用，但不以治疗疾病为目的物质。从科学角度讲，维护身体健康，不能依赖保健食品，而营养均衡的膳食、有规律的生活习惯、适量的运动、保持开朗的心态，这些才是健康的根本保证。

保健食品吃多了没事：正常食品中营养素的摄入也不能过量，有其限量标准，保健食品如果不按使用量盲目过多服用，甚至同时使用几种同类的营养补充剂，就可能会导致过量而中毒。

没有任何指征也吃保健食品：在没有任何指征的情况下，盲目滥用保健食品，达不到应有的保健效果，白花钱。

怎样正确选择和服用保健食品

正确选择和服用健食品的原则是：产品合格；适合自己。

产品包装批准文号和标识的识别：国家正式批准的保健食品都有严格的格式。国产保健食品批准文号格式为"国食健字 G+ 年份 +4 位顺序号"或"卫食健字 +（年份）第 + 顺序号"。进口保健食品批准文号格式为"国食健字 J+ 年份 +4 位顺序号"或"卫食健进字 +（年份）第 + 顺序号"。同时，与批准文号上下排列或并列的有一个保健食品专用标志——蓝帽子（如图）。

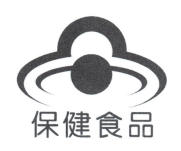

仔细阅读产品包装和说明书，明确产品的保健功能：保健食品外包装上除印有简要说明外，应标有配料名称、功能、成分含量、保健作用、适宜人群、禁忌、食用方法、注意事项等；有储存方法、批号、生产厂家；购买时一定要注意辨别。保健食品的说明书是经过管理机构审批的，企业不得随意修改。所有进口"保健食品"包装上的说明文字也应该是中文的，如果只有外文说明且没有批准文号和保健食品标识，这类产品多是假冒伪劣产品或非法走私的假货。

因人而异选购适合自己服用的产品：根据对保健食品上述说明和标志的识别，考虑是否适合自己或赠送对象服用；特别是体弱的老年人、常年患有慢性病的病人、儿童、青少年、孕妇等，更应注意该产品服用禁忌，以免服用不当造成对身体的危害。目前保健食品的种类和功能很多，适宜的人群也有很大差异，绝对没有适合所有人群的保健食品。选择适合自己或赠送对象的保健食品，是保证安全和效果的关键。

不少消费者对保健食品的心理需求近似于对药物，希望能得到缓解某种不适或症状的效果，甚至希望能治疗疾病，这是对保健食品功能的误解。保健食品的本质是食品，不属于药品。真正患病时，还是需要药物治疗。选购保健食品时不要盲目听信广告夸大宣传和虚假宣传，以免延误治疗。

有以下情况者要慎重购买：保健食品的包装和相关广告上应标明以下忠告语："本品不能代替药物"，若没有，则要慎重购买。包装上若印有如"本产品为祖传秘方"，或"安全""无毒副作用""无依赖",或"最新技术""最高科学""最先进制法"等用语和表述的,则很可能是假冒的产品。保健食品广告中如果出现医疗机构的名称和形象,或者以医务人员的名义和形象为产品功效作证明;或明示或者暗示适合所有症状及所有人群等,都应谨慎购买。

注意产品的质量和生产日期: 购买时,务必要注意产品的生产日期和有效期,发现产品质量有问题,如产品发霉、变质、过期等,切不可食用。为了降低买到假冒或掺假产品的风险,消费者一定要到信得过的药店、商场、超市或保健食品专卖店购买,同时切记保留发票,千万不要贪图便宜到街头摊贩处购买。

服用保健食品应注意的事项: 按保健食品说明书上所说的方法服用。有特殊生理状况或疾病者服用保健食品最好向医师或营养师咨询,听从其指导服用。同时服用多种保健食品的人,要注意它们的成分、功能是否重复,成分重复部分的剂量相加不能超过总标准;功能重复的保健食品,应将每一种都减量,以免造成伤害。服用高浓度的保健食品,应将一天总量分成数等分,在一天中分次吃完。不要同时吃太多种类的保健食品。保健食品生效缓慢,一般需长期服用;但也不要长期服用同一种类、同一品牌的保健食品。服用一段时间,对相关指标作一次检查,根据其变化来决定是否继续服用。服用期间如发生过敏或其他不适情况,应先停用,待就医查明原因后再决定。若同时服用其他药物者,须注意保健食品是否会对该药物产生不良影响。

25 网购食品怎样保证安全

现在足不出户，只需轻点鼠标，各种美味佳肴就送上门来。网购食品已成为现代人们生活中的一道风景线。网购食品具有便捷、价廉等优点。但是，消费者在享受这一便捷消费的同时，也承担着一定的风险，一不小心可能就买到"问题食品"，对其带来健康损害。

网购食品可能存在什么安全隐患

为迎合人们对食品更多看重口味和新鲜时尚的心理，一些无证照的自制食品蜂拥而上；有的小摊主或私家小厨将自制食品在网上打出冒名的品牌食品；有的电商没有《食品经营许可证》；有的电商出售假品牌食品和"三无"产品（无生产日期、无质量合格证以及无生产厂家）；网购散装零食食品时，经常会碰到一些根本没有 QS 标志的产品（根据国家食品药品监督管理总局制定的《食品生产许可管理办法》规定，2018 年 10 月 1 日及以后生产的食品一律不得继续使用原包装和标签以及"QS"标志，取而代之的是有"SC"标志的编码），有些甚至是自制的三无产品；在网络食品交易过程中，还有许多未经检验、自行包装的产品或过期、变质的食品；此外，网络的虚拟性特征，增大了监管难度。凡此种种，都可能使网购食品埋下安全隐患，损害消费者的健康和权益。

网络食品交易第三方平台的责任是什么

　　了解网络食品交易第三方平台及其责任，对消费者网购食品安全保障是很重要的。第三方交易平台也称为第三方电子支付平台，是属于第三方的服务中介机构，主要是为开展电子商务业务的食品企业提供电子商务基础支撑与应用支撑服务，完成第三方担保支付的功能。

　　◎《食品安全法》明确规定：网络食品交易第三方平台提供者应当对入网食品经营者进行实名登记，明确其食品安全管理责任；依法应当取得许可证的，还应当审查其许可证。网络食品交易第三方平台提供者发现入网食品经营者有违反本法规定行为的，应当及时制止并立即报告所在地县级人民政府食品药品监督管理部门；发现严重违法行为的，应当立即停止提供网络交易平台服务。《食品安全法》还明确规定对违反本条款的行为进行处罚。

网购食品怎样避免或减少安全风险

　　选择信誉好的食品企业：消费者在选择食品电商时，一般要从其从业背景、经营模式和管理水准等方面考虑。要选择具备多年的行业背景及资历，且为自营模式（一般来说，自营比联营模式的食品安全保障更好），同时具备食品企业专业管理水平与管理体系的商家。那些对食品上游供应商进行严格把控，对其资质和商品质量进行全面审核，对所售商品的保质期、储存条件及环境进行严格管理，保证食品在仓储、销售、送货等环节品质如一的企业，其食品质量可信，安全保障可靠。因为网络具有虚拟性，所以在选择"电商"时，要注意鉴别是否为"真身"，防止上当受骗。

仔细查看食品产品的标志和质量：网购食品不要只顾便捷和价廉，更重要的是考虑食品质量与安全。网购食品与在实体店购食品不同，不能直接检视食品的感官质量，而是看网上的介绍（如图片、广告等），选购时一定要谨慎。对网购送到的食品，要仔细察看包装，有无散漏现象，是否有二次包装的迹象，是否为"三无"产品；还要注意食品的保质期。发现问题，尽快与卖家沟通，或向有关部门投诉。不要轻易网购自己没有吃过，或是不熟悉的食物。

拿起法律武器维护消费者自身权益：《食品安全法》规定，消费者通过第三方平台网购食品，其合法权益受到损害的，可向入网的相关电商索赔。如果网络第三方平台不能提供入网电商相关信息的，由网络第三方平台先行赔偿，并有权事后向入网电商追偿。网络第三方平台应当对消费者履行其承诺。食品消费者应当拿起法律武器维护自身的权益。

第四章

食品安全法律法规及
维权知识

1 《中华人民共和国食品安全法》何时通过，何时开始施行，何时进行修订，新修订的本法何时正式施行

《中华人民共和国食品安全法》（以下简称《食品安全法》）于 2009 年 2 月 28 日由中华人民共和国第十一届全国人民代表大会常务委员会第七次会议通过，自 2009 年 6 月 1 日起施行；2015 年 4 月 24 日第十二届全国人民代表大会常务委员会第十四次会议修订通过，自 2015 年 10 月 1 日起正式施行。

新修订的《食品安全法》被称为"史上最严"的食品法典，体现了"四个最严"的要求，即用"最严谨的标准、最严格的监管、最严厉的处罚、最严肃的问责"，确保广大人民群众"舌尖上的安全"。

2 食品生产经营者的义务和责任是怎样规定的

《食品安全法》第四条规定：食品生产经营者对其生产经营食品的安全负责。

食品生产经营者应当依照法律、法规和食品安全标准从事生

产经营活动，保证食品安全，诚信自律，对社会和公众负责，接受社会监督，承担社会责任。

3 国务院各部门食品安全职责是怎样划分的

《食品安全法》第五条规定：国务院设立食品安全委员会，其职责由国务院规定。

国务院食品药品监督管理部门依照本法和国务院规定的职责，对食品生产经营活动实施监督管理。

国务院卫生行政部门依照本法和国务院规定的职责，组织开展食品安全风险监测和风险评估，会同国务院食品药品监督管理部门制定并公布食品安全国家标准。

国务院其他有关部门依照本法和国务院规定的职责，承担有关食品安全工作。

4 县级以上人民政府的食品安全职责是什么

《食品安全法》第六条规定：县级以上地方人民政府对本行政区域的食品安全监督管理工作负责，统一领导、组织、协调本行政区域的食品安全监督管理工作以及食品安全突发事件应对工作，建立健全食品安全全程监督管理工作机制和信息共享机制。

县级以上地方人民政府依照本法和国务院的规定，确定本级食品药品监督管理、卫生行政部门和其他有关部门的职责。有关部门在各自职责范围内负责本行政区域的食品安全监督管理工作。

县级人民政府食品药品监督管理部门可以在乡镇或者特定区域设立派出机构。

5 食品行业协会的义务是什么

《食品安全法》第九条规定：食品行业协会应当加强行业自律，按照章程建立健全行业规范和奖惩机制，提供食品安全信息、技术等服务，引导和督促食品生产经营者依法生产经营，推动行业诚信建设，宣传、普及食品安全知识。

6 国家对食品安全宣传的政策是什么

《食品安全法》第十条规定：各级人民政府应当加强食品安

全的宣传教育，普及食品安全知识，鼓励社会组织、基层群众性自治组织、食品生产经营者开展食品安全法律、法规以及食品安全标准和知识的普及工作，倡导健康的饮食方式，增强消费者食品安全意识和自我保护能力。

新闻媒体应当开展食品安全法律、法规以及食品安全标准和知识的公益宣传，并对食品安全违法行为进行舆论监督。有关食品安全的宣传报道应当真实、公正。

7 食品安全标准包括哪些内容

《食品安全法》第二十五条、第二十六条规定：食品安全标准是强制执行的标准。除食品安全标准外，不得制定其他食品强制性标准。

食品安全标准应当包括下列内容：

（1）食品、食品添加剂、食品相关产品中的致病性微生物，农药残留、兽药残留、生物毒素、重金属等污染物质以及其他危害人体健康物质的限量规定；

（2）食品添加剂的品种、使用范围、用量；

（3）专供婴幼儿和其他特定人群的主辅食品的营养成分要求；

（4）对与卫生、营养等食品安全要求有关的标签、标志、说明书的要求；

（5）食品生产经营过程的卫生要求；

（6）与食品安全有关的质量要求；

（7）与食品安全有关的食品检验方法与规程；

（8）其他需要制定为食品安全标准的内容。

8 食品安全国家标准由谁制定

《食品安全法》第二十七条规定：食品安全国家标准由国务院卫生行政部门会同国务院食品药品监督管理部门制定、公布，国务院标准化行政部门提供国家标准编号。

食品中农药残留、兽药残留的限量规定及其检验方法与规程由国务院卫生行政部门、国务院农业行政部门会同国务院食品药品监督管理部门制定。

屠宰畜、禽的检验规程由国务院农业行政部门会同国务院卫生行政部门制定。

《食品安全法》第二十九条规定：对地方特色食品，没有食品安全国家标准的，省、自治区、直辖市人民政府卫生行政部门可以制定并公布食品安全地方标准，报国务院卫生行政部门备案。食品安全国家标准制定后，该地方标准即行废止。

9 公众可以查阅食品安全标准吗

可以。《食品安全法》第三十一条规定：省级以上人民政府卫生行政部门应当在其网站上公布制定和备案的食品安全国家标准、地方标准和企业标准，供公众免费查阅、下载。

10 食品生产经营应当符合哪些要求

《食品安全法》第三十三条规定：食品生产经营应当符合食品安全标准，并符合下列要求：

（1）具有与生产经营的食品品种、数量相适应的食品原料处理和食品加工、包装、贮存等场所，保持该场所环境整洁，并与有毒、有害场所以及其他污染源保持规定的距离；

（2）具有与生产经营的食品品种、数量相适应的生产经营设备或者设施，有相应的消毒、更衣、盥洗、采光、照明、通风、防腐、防尘、防蝇、防鼠、防虫、洗涤以及处理废水、存放垃圾和废弃物的设备或者设施；

（3）有专职或者兼职的食品安全专业技术人员、食品安全管理人员和保证食品安全的规章制度；

（4）具有合理的设备布局和工艺流程，防止待加工食品与直接入口食品、原料与成品交叉污染，避免食品接触有毒物、不洁物；

（5）餐具、饮具和盛放直接入口食品的容器，使用前应当洗净、消毒，炊具、用具用后应当洗净，保持清洁；

（6）贮存、运输和装卸食品的容器、工具和设备应当安全、无害，保持清洁，防止食品污染，并符合保证食品安全所需的温度、湿度等特殊要求，不得将食品与有毒、有害物品一同贮存、运输；

（7）直接入口的食品应当使用无毒、清洁的包装材料、餐具、饮具和容器；

（8）食品生产经营人员应当保持个人卫生，生产经营食品时，应当将手洗净，穿戴清洁的工作衣、帽等；销售无包装的直接入口食品时，应当使用无毒、清洁的容器、售货工具和设备；

（9）用水应当符合国家规定的生活饮用水卫生标准；

（10）使用的洗涤剂、消毒剂应当对人体安全、无害；

（11）法律、法规规定的其他要求。

非食品生产经营者从事食品贮存、运输和装卸的，应当符合前款第六项的规定。

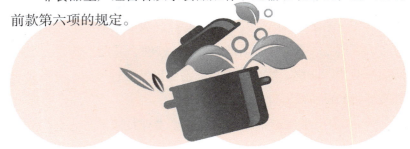

11 哪些食品是禁止生产经营的

《食品安全法》第三十四条规定：禁止生产经营下列食品、食品添加剂、食品相关产品：

（1）用非食品原料生产的食品或者添加食品添加剂以外的化学物质和其他可能危害人体健康物质的食品，或者用回收食品作为原料生产的食品；

（2）致病性微生物，农药残留、兽药残留、生物毒素、重金属等污染物质以及其他危害人体健康的物质含量超过食品安全标准限量的食品、食品添加剂、食品相关产品；

（3）用超过保质期的食品原料、食品添加剂生产的食品、食品添加剂；

（4）超范围、超限量使用食品添加剂的食品；

（5）营养成分不符合食品安全标准的专供婴幼儿和其他特定人群的主辅食品；

（6）腐败变质、油脂酸败、霉变生虫、污秽不洁、混有异物、掺假掺杂或者感官性状异常的食品、食品添加剂；

（7）病死、毒死或者死因不明的禽、畜、兽、水产动物肉类及其制品；

（8）未按规定进行检疫或者检疫不合格的肉类，或者未经检验或者检验不合格的肉类制品；

（9）被包装材料、容器、运输工具等污染的食品、食品添加剂；

（10）标注虚假生产日期、保质期或者超过保质期的食品、食品添加剂；

（11）无标签的预包装食品、食品添加剂；

（12）国家为防病等特殊需要明令禁止生产经营的食品；

（13）其他不符合法律、法规或者食品安全标准的食品、食品添加剂、食品相关产品。

12 国家对小作坊、食品摊贩的政策规定是什么

《食品安全法》第三十六条规定：食品生产加工小作坊和食品摊贩等从事食品生产经营活动，应当符合本法规定的与其生产经营规模、条件相适应的食品安全要求，保证所生产经营的食品卫生、无毒、无害，食品药品监督管理部门应当对其加强监督管理。

县级以上地方人民政府应当对食品生产加工小作坊、食品摊贩等进行综合治理，加强服务和统一规划，改善其生产经营环境，鼓励和支持其改进生产经营条件，进入集中交易市场、店铺等固定场所经营，或者在指定的临时经营区域、时段经营。

食品生产加工小作坊和食品摊贩等的具体管理办法由省、自治区、直辖市制定。

根据《食品安全法》第三十六条第三款规定，目前，全国已

有湖北、广东、河北、青海、云南、天津、辽宁、甘肃、重庆、四川、江西、湖南、黑龙江等多个省份出台食品生产加工小作坊和食品摊贩等地方性法规或政府规章。

13 法律对预包装食品的包装有什么规定

预包装食品，是指预先定量包装或者制作在包装材料、容器中的食品。《食品安全法》第六十七条规定：预包装食品的包装上应当有标签。标签应当标明下列事项：

（1）名称、规格、净含量、生产日期；

（2）成分或者配料表；

（3）生产者的名称、地址、联系方式；

（4）保质期；

（5）产品标准代号；

（6）贮存条件；

（7）所使用的食品添加剂在国家标准中的通用名称；

（8）生产许可证编号；

（9）法律、法规或者食品安全标准规定应当标明的其他事项。

专供婴幼儿和其他特定人群的主辅食品，其标签还应当标明主要营养成分及其含量。

食品安全国家标准对标签标注事项另有规定的，从其规定。

《食品安全法》第九十七条规定：进口的预包装食品、食品添加剂应当有中文标签；依法应当有说明书的，还应当有中文说明书。标签、说明书应当符合本法以及我国其他有关法律、行政法规的规定和食品安全国家标准的要求，并载明食品的原产地以及境内代理商的名称、地址、联系方式。预包装食品没有中文标签、中文说明书或者标签、说明书不符合本条规定的，不得进口。

14 生产经营的食品能否添加药品

《食品安全法》第三十八条规定：生产经营的食品中不得添加药品，但是可以添加按照传统既是食品又是中药材的物质。按照传统既是食品又是中药材的物质目录由国务院卫生行政部门会同国务院食品药品监督管理部门制定、公布。

15 法律对食品和食品添加剂的标签、说明书有哪些规定

《食品安全法》第七十一条规定：食品和食品添加剂的标签、说明书，不得含有虚假内容，不得涉及疾病预防、治疗功能。生

产经营者对其提供的标签、说明书的内容负责。

食品和食品添加剂的标签、说明书应当清楚、明显，生产日期、保质期等事项应当显著标注，容易辨识。

食品和食品添加剂与其标签、说明书的内容不符的，不得上市销售。

16 国家对声称具有特定保健功能的食品有何规定

《食品安全法》第七十四条规定：国家对保健食品、特殊医学用途配方食品和婴幼儿配方食品等特殊食品实行严格监督管理。

《食品安全法》第七十五条规定：保健食品声称保健功能，应当具有科学依据，不得对人体产生急性、亚急性或者慢性危害。

《食品安全法》第七十八条规定：保健食品的标签、说明书不得涉及疾病预防、治疗功能，内容应当真实，与注册或者备案的内容相一致，载明适宜人群、不适宜人群、功效成分或者标志性成分及其含量等，并声明"本品不能代替药物"。保健食品的功能和成分应当与标签、说明书相一致。

17 集中交易市场的开办者、柜台出租者和展销会举办者在食品安全方面有哪些义务，违反规定要承担哪些责任

《食品安全法》第六十一条规定：集中交易市场的开办者、柜台出租者和展销会举办者，应当依法审查入场食品经营者的许可证，明确其食品安全管理责任，定期对其经营环境和条件进行检查，发现其有违反本法规定行为的，应当及时制止并立即报告所在地县级人民政府食品药品监督管理部门。

违反《食品安全法》规定，集中交易市场的开办者、柜台出租者、展销会的举办者允许未依法取得许可的食品经营者进入市场销售食品，或者未履行检查、报告等义务的，由县级以上人民政府食品药品监督管理部门责令改正，没收违法所得，并处五万元以上二十万元以下罚款；造成严重后果的，责令停业，直至由原发证部门吊销许可证；使消费者的合法权益受到损害的，应当与食品经营者承担连带责任。

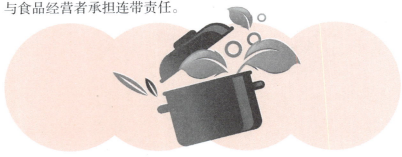

18 国家对网络食品交易有何规定

《食品安全法》第六十二条规定：网络食品交易第三方平台提供者应当对入网食品经营者进行实名登记，明确其食品安全管理责任；依法应当取得许可证的，还应当审查其许可证。

网络食品交易第三方平台提供者发现入网食品经营者有违反本法规定行为的，应当及时制止并立即报告所在地县级人民政府食品药品监督管理部门；发现严重违法行为的，应当立即停止提供网络交易平台服务。

19 国家对食品广告有哪些具体规定

《食品安全法》第七十三条规定：食品广告的内容应当真实合法，不得含有虚假内容，不得涉及疾病预防、治疗功能。食品生产经营者对食品广告内容的真实性、合法性负责。

县级以上人民政府食品药品监督管理部门和其他有关部门以及食品检验机构、食品行业协会不得以广告或者其他形式向消费者推荐食品。消费者组织不得以收取费用或者其他牟取利益的方式向消费者推荐食品。

《食品安全法》第一百四十条规定：社会团体或者其他组织、个人在虚假广告或者其他虚假宣传中向消费者推荐食品，使消费者的合法权益受到损害的，应当与食品生产经营者承担连带责任。

《广告法》第五十六条规定：违反本法规定，发布虚假广告，欺骗、误导消费者，使购买商品或者接受服务的消费者的合法权益受到损害的，由广告主依法承担民事责任。广告经营者、广告发布者不能提供广告主的真实名称、地址和有效联系方式的，消费者可以要求广告经营者、广告发布者先行赔偿。

关系消费者生命健康的商品或者服务的虚假广告，造成消费者损害的，其广告经营者、广告发布者、广告代言人应当与广告主承担连带责任。

20 发生食品安全事故怎么办

《食品安全法》第一百零三条规定：发生食品安全事故的单位应当立即采取措施，防止事故扩大。事故单位和接收病人进行治疗的单位应当及时向事故发生地县级人民政府食品药品监督管理、卫生行政部门报告。

县级以上人民政府质量监督、农业行政等部门在日常监督管理中发现食品安全事故或者接到事故举报，应当立即向同级食品药品监督管理部门通报。

发生食品安全事故，接到报告的县级人民政府食品药品监督管理部门应当按照应急预案的规定向本级人民政府和上级人民政府食品药品监督管理部门报告。县级人民政府和上级人民政府食品药品监督管理部门应当按照应急预案的规定上报。

任何单位和个人不得对食品安全事故隐瞒、谎报、缓报，不得隐匿、伪造、毁灭有关证据。

21 县级以上人民政府食品药品监督管理部门接到食品安全事故的报告后应采取哪些措施

《食品安全法》第一百零五条规定：县级以上人民政府食品药品监督管理部门接到食品安全事故的报告后，应当立即会同同级卫生行政、质量监督、农业行政等部门进行调查处理，并采取下列措施，防止或者减轻社会危害：

（1）开展应急救援工作，组织救治因食品安全事故导致人身伤害的人员；

（2）封存可能导致食品安全事故的食品及其原料，并立即进行检验；对确认属于被污染的食品及其原料，责令食品生产经营者依照本法第六十三条的规定召回或者停止经营；

（3）封存被污染的食品相关产品，并责令进行清洗消毒；

（4）做好信息发布工作，依法对食品安全事故及其处理情况进行发布，并对可能产生的危害加以解释、说明。

发生食品安全事故需要启动应急预案的，县级以上人民政府应当立即成立事故处置指挥机构，启动应急预案，依照前款和应急预案的规定进行处置。

22 县级以上食品药品监督管理、质量监督部门履行各自食品安全监督管理职责，有权采取哪些措施

《食品安全法》第一百一十条规定：县级以上人民政府食品药品监督管理、质量监督部门履行各自食品安全监督管理职责，有权采取下列措施，对生产经营者遵守本法的情况进行监督检查：

（1）进入生产经营场所实施现场检查；

（2）对生产经营的食品、食品添加剂、食品相关产品进行抽样检验；

（3）查阅、复制有关合同、票据、账簿以及其他有关资料；

（4）查封、扣押有证据证明不符合食品安全标准或者有证

据证明存在安全隐患以及用于违法生产经营的食品、食品添加剂、食品相关产品；

（5）查封违法从事生产经营活动的场所。

23 食品监管部门如何处理食品安全咨询、投诉、举报

《食品安全法》第一百一十五条规定：县级以上人民政府食品药品监督管理、质量监督等部门应当公布本部门的电子邮件地址或者电话，接受咨询、投诉、举报。接到咨询、投诉、举报，对属于本部门职责的，应当受理并在法定期限内及时答复、核实、处理；对不属于本部门职责的，应当移交有权处理的部门并书面通知咨询、投诉、举报人。有权处理的部门应当在法定期限内及时处理，不得推诿。对查证属实的举报，给予举报人奖励。

有关部门应当对举报人的信息予以保密，保护举报人的合法权益。举报人举报所在企业的，该企业不得以解除、变更劳动合同或者其他方式对举报人进行打击报复。

24 遇到不安全食品造成损害怎么办

《食品安全法》第一百四十七条规定：违反本法规定，造成人身、财产或者其他损害的，依法承担赔偿责任。生产经营者财产不足以同时承担民事赔偿责任和缴纳罚款、罚金时，先承担民事赔偿责任。

《食品安全法》第一百四十八条规定：消费者因不符合食品安全标准的食品受到损害的，可以向经营者要求赔偿损失，也可以向生产者要求赔偿损失。接到消费者赔偿要求的生产经营者，应当实行首负责任制，先行赔付，不得推诿；属于生产者责任的，经营者赔偿后有权向生产者追偿；属于经营者责任的，生产者赔偿后有权向经营者追偿。

生产不符合食品安全标准的食品或者经营明知是不符合食品安全标准的食品，消费者除要求赔偿损失外，还可以向生产者或者经营者要求支付价款十倍或者损失三倍的赔偿金；增加赔偿的金额不足一千元的，为一千元。但是，食品的标签、说明书存在不影响食品安全且不会对消费者造成误导的瑕疵的除外。

《侵权责任法》第十六条规定：侵害他人造成人身损害的，应当赔偿医疗费、护理费、交通费等为治疗和康复支出的合理费用，以及因误工减少的收入。造成残疾的，还应当赔偿残疾生活辅助具费和残疾赔偿金。造成死亡的,还应当赔偿丧葬费和死亡赔偿金。

25 就餐时发现有食品卫生问题如何处理

应当采取以下措施：（1）保护好存在食品卫生问题的饭菜原状，并立即与餐馆负责人交涉；（2）在尚未食用，未造成健康问题的情况下，可参照《消费者权益保护法》等规定，与餐馆自行协商解决；（3）收集消费单据、发票等有关证据，如已造成健康问题，应保存病历卡、检验报告等相关证据；（4）一旦发生疑似食物中毒事件，为避免因时间拖延而导致食物中毒无法认定，应立即向食品药品监督部门投诉，以便得到及时调查。

26 消费者在选择餐馆时，应注意哪些问题

消费者外出就餐应选择持有有效《食品经营许可证》的合法经营的餐饮单位，尽量选择食品安全信誉度较高（如店内悬挂的监督公示牌显示监督结果为良好）的单位就餐，不要光顾无证照的大排档或食品摊贩。在就餐过程中，注意观察食品新鲜度，餐具是否经过消毒，经过消毒的餐具表面必须光洁、干燥、无油渍、水渍，无异味。不要吃违禁食品、少吃或不吃生食水产品，注意

索要和保存消费凭证，一旦发生问题，应及时与餐饮服务监管部门、消费者协会等相关部门联系。

27 国家食品药品安全统一投诉举报途径有哪些

全国已开通统一的食品药品监督管理部门投诉举报电话"12331"。拨通"12331"后，电话将接往拨打所在地食品安全监管机构。投诉举报电话 24 小时开通，专人受理。

国家食品药品监督管理总局开通投诉举报网络平台，投诉举报网址是：http://www.12331.org.cn/。根据"属地管理、分级负责"的原则，投诉举报者可按照投诉举报事项发生地选择对应辖区投诉举报网站反映。

投诉举报电话和投诉举报网站受理涉及食品药品生产经营各环节中的食品药品安全问题，以及食品药品生产经营者违反《食品安全法》《药品管理法》及其他有关法律法规的行为。

后记

　　《中国居民饮食安全指导》和《中国居民用药安全指导》两书问世了。在编写过程中，我们力求科学性、现实性、指导性和可读性统一，努力做到科学引导饮食用药，通俗解答公众疑惑。我们也期待通过这套食品药品科普读物，传播食品药品安全常识，营造人人关注、人人支持、人人参与食品药品安全的良好氛围，让食品药品安全理念进入千家万户。真诚地希望本书对您及您的家人养成良好的饮食用药习惯有所裨益！

　　本书在编写过程中，得到了许多领导和专家的关心与支持：全国人大原常委会副委员长路甬祥亲自为本书作序，华中科技大学同济医学院附属同济医院院长陈安民教授，华中科技大学校长助理、同济医学院陈建国教授，华中科技大学同济医学院附属同济医院药学部主任杜光教授，湖北省委政策研究室副巡视员陶新安，湖北省卫计委副巡视员杨明亮博士，湖北省疾病预防控制中心慢性病防治所所长易国勤教授，武汉大学公共卫生学院罗琼教授，华中农业大学食品科技学院院长潘思轶教授等领导、专家为本书的出版进行了全面地指导、审定。在此，我们表示衷心的感谢和崇高的敬意！

由于编者水平有限，本书难免有不准确、不全面和错漏之处，敬祈专家和读者斧正。

本书编委会

2017 年 2 月

166

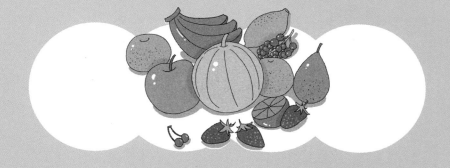